통증 탈출

The Way Out by Alan Gordon and Alon Ziv
Copyright © 2021 by Alon Ziv and Alan Gordon.
All rights reserved including the right of reproduction in whole or in part in any form.
No part of this book may be used or reproduced in any manner for the purpose of training artificial intelligence technologies or systems.
This edition published by arrangement with Avery, an imprint of Penguin Publishing Group, a division of Penguin Random House LLC.
Korean translation rights © 2025 Shanti Books

이 책의 한국어판 저작권은 알렉스리 에이전시 ALA를 통해서 Avery, an imprint of Penguin Publishing Group, a division of Penguin Random House LLC 사와 독점 계약한 도서출판 샨티에 있습니다. 저작권법에 의해 한국 내에서 보호를 받는 저작물이므로 무단 전재와 무단 복제를 금합니다. 인공지능 기술 및 시스템의 학습을 위해 이 책의 일부 혹은 전부를 사용하거나 복제하는 일체의 행위를 금지합니다.

이 책은 독자 개개인에게 의학적인 조언이나 서비스를 제공할 의도가 없으며, 이 책에 담긴 아이디어, 절차, 제안 등은 의사의 진료 및 상담을 대체하기 위한 것이 아닙니다. 저자 및 출판사는 이 책에 포함된 정보나 제안으로 인해 발생한다고 주장되는 어떠한 손실이나 손해에 대해서도 책임이나 의무를 지지 않습니다.

통증 탈출 : 뇌 속에 답이 있다

2025년 12월 15일 초판 1쇄 발행. 앨랜 고든과 아론 지프가 쓰고, 김선아가 옮겼으며, 이재길이 감수하였습니다. 도서출판 샨티에서 박정은이 펴냅니다. 편집은 이홍용이 하고, 표지 및 본문 디자인은 황혜연이 하였으며, 이강혜가 마케팅을 합니다. 인쇄 및 제본은 상지사에서 하였습니다. 출판사 등록일 및 등록번호는 2003. 2. 11. 제2017-000092호이고, 주소는 서울시 은평구 은평로3길 34-2, 전화는 (02) 3143-6360, 팩스는 (02) 6455-6367, 이메일은 shantibooks@naver.com입니다. 이 책의 ISBN은 979-11-92604-40-4 03510이고, 정가는 18,000원입니다.

The Way Out

통증 탈출
뇌 속에 답이 있다

알랜 고든 · 아론 지프 지음 ― 김선아 옮김 ― 이재길 감수

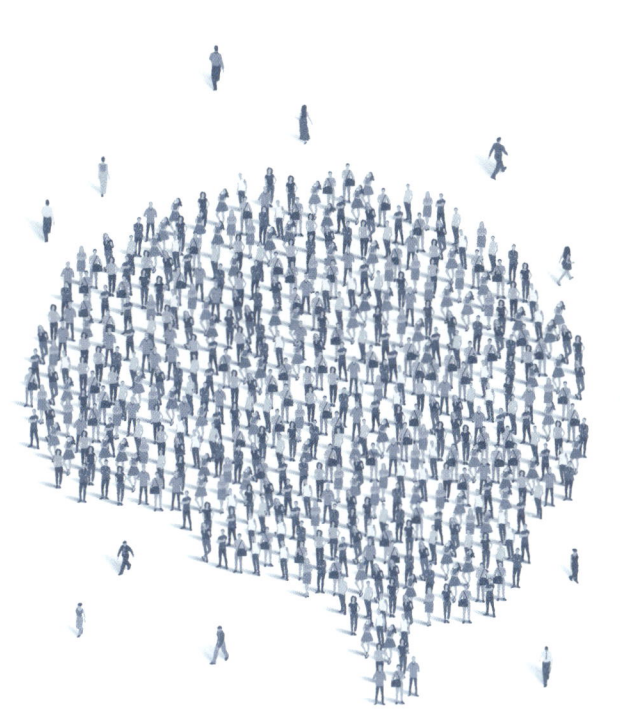

【산티】

이 책에 쏟아진 찬사

"통증을 더 깊이 이해하도록 이끌어줄 책이 소개되어 기쁘다. 통증을 생물의학적 관점으로만 대하는 데 지친 환자들에게 이 책은 단순한 위로를 넘어 치유로 가는 길을 안내한다. 통증은 통각과 감정이 결합되어 뇌가 구성하는 주관적 경험이다. 뇌는 생물학적 기관인 동시에 신념이나 태도, 생각 등으로 변화할 수 있는 가소성 높은 심리사회적 존재이기도 한데, 이 뇌를 긍정적인 방향으로 변화시켜 통증 치유에 이른 생생한 사례들이 여기에 있다. 신체적 통증을 넘어 불안이나 우울과 같은 심리적 문제에도 이 책의 관점이 적용될 수 있으리라 기대한다."
—우충완 (뇌 과학자, 성균관대 글로벌바이오메디컬공학과 교수)

"만성 통증이 불치병이라고 여기던 사람들에게 희망을 주는 책으로, 만성 통증 치료에 획기적으로 접근한다. 만성 통증 환자라면 꼭 읽어야 할 책이다."
—앤드류 웨일 Andrew Weil (의학 박사, 《뉴욕타임스》 베스트셀러 Spontaneous Healing 저자)

"만성 통증을 이해하고 치유하는 세련되면서도 단순한 접근법을 제시하는 책이다. 최신 과학과 검증된 임상 경험을 바탕으로 직접적이면서도 실용적인 지혜를 담아냈다."
—가보 마테 Gabor Maté (의학 박사, When the Body Says No 저자)

"오랫동안 만성 통증은 결코 나을 수 없는 것으로 여겨졌다. 그러나 이 책은 그렇지 않다는 것을 보여준다. 나는 이 치료가 지닌 힘을 직접 목격했다. 수년간 아니 수십 년간 고통에 시달려온 환자들이 놀라운 회복을 보여주었다. 한 마디로 이 책은 만성 통증을 다루는 가장 효과적인 치료법이다."

—하워드 슈비너 Howard Schubiner (의학 박사, 미시간 주립대학교 의과대학 임상 교수, 어센션 프로비던스 병원 심신의학 프로그램 창립자 및 책임자)

"마침내 만성 통증을 성공적으로 치료하도록 돕는 책이 나왔다. 만성 통증에 대한 소중한 정보와 수많은 유용한 치유 방법들이 담겨 있다."

—아론 벡 Aaron Beck (의학 박사, 인지 행동 치료CBT 창시자, 펜실베이니아 대학교 정신의학과 명예 교수)

"굉장히 유용한 책이다. 솔직히 말해서 내가 이 책을 썼으면 좋았겠다는 생각이 들 정도이다. 이 책은 만성 통증 치료를 위한 과학적인 접근법을 제공한다. 유용할 뿐만 아니라 쉽고 재미있게 읽히며, 환자들의 사례들을 통해 어떻게 그 기법을 효과적으로 사용하는지도 보여준다. 만성 통증으로 고통받는 모든 사람이 이 책에서 위안과 치유를 발견할 것이다. 만성 통증을 치료하는 임상의들도 이 책을 꼭 읽을 필요가 있다. 환자들에게 더욱 현명하고 훌륭한 안내자가 될 수 있을 테니 말이다."

—스티븐 리차이머 Steven Richeimer (의학 박사, 서던캘리포니아 대학교 Keck 의과대학 통증의학과 학과장)

"개인적인 경험과 뇌과학 분야의 최신 성과들을 놀라우리만큼 명료하고 설득력 있게 조합해, 사람들로 하여금 만성 통증을 줄일 수 있도록 구체적인 방법을 소개하고 있다. 부드러운 유머와 진심 어린 연민을 함께 담아 유려하게 써 내려간 이 책은 만성 통증이라는 현실을 인정하는 데서 출발해 그동안 불가능하게만 여겨졌던 새로운 자유를 약속하는 기법들로 당신을 초대한다. 당신은 물론 당신과 삶을 함께하는 이들 모두에게 '변화'를 안겨줄 것이다."
—마크 윌리엄스 Mark Williams (옥스퍼드 대학교 임상심리학 명예 교수, *Mindfulness* 공저자)

"만약 당신이 만성 통증에 시달리고 있거나 그런 사람을 안다면, 이 책이야말로 당신과 그들에게 과학적이고도 희망적인 메시지가 되어줄 것이다. 몸과 마음의 연결성, 그리고 그 관계를 잘 관리해 치유에 이르도록 안내하고 있기 때문이다. 알랜 고든은 통증과 함께 살아가는 이들을 향한 공감과 연민, 그리고 깊은 이해를 바탕으로 이 책을 썼다. 만성 통증이라는 고통에서 벗어난 그 자신의 경험이 다른 사람들에게도 자유를 찾아주도록 이끌었다."
—샤론 잘츠버그 Sharon Salzberg (*Lovingkindness, Real Change* 저자)

"지금까지 나온 통증 관련 도서 중 가장 중요한 책이라 할 만한 이 책은, 끝없는 고통 속에서 살아가는 수백만 명에게 탈출구가 되어줄 것이다. 약물이나 위험한 수술 없이도 치유가 가능하다는 것을 알려주고, 마침내 치유에 이르도록 도와줄 것이다. 나 역시 만성 통증으로 고통을 겪었던 사람으로서, 그 끝없는 고통에서 벗어날 때 삶이 어떻게 달라질지 잘 알고 있다. 이 책을 읽어라, 당신은 벗어날 자격이 있다."
—애니 그레이스 Annie Grace (*This Naked Mind* 저자)

"만성 통증 치료에서 '신경가소성' 역할을 강조하고 이를 다루는 방법을 탐구하는 이 책은 통증 치료의 희망으로 다가가는 커다란 한 걸음이라 할 만하다."
—클리포드 울프 Clifford Woolf (의학 박사, 하버드 의과대학 신경학 및 신경생물학 교수)

"매력적이며 흥미진진하다. 그리고 모두의 필독서이다. 이 책에서 저자들은 우연과 과학을 결합하여 마음의 힘을 증명해 보이며, 우리가 자신의 뇌를 어떻게 치유에 활용할 수 있는지 잘 보여준다."

—저드슨 브루어Judson Brewer (의학 박사, 《뉴욕타임스》 베스트셀러 *Unwinding Anxiety*, *The Craving Mind*저자)

"통증이 유발하는 긴장은 주로 뇌 속에 존재한다. 이해하기 쉬우면서도 따뜻하기까지 한 이 책은 통증에 대한 관점을 바꿈으로써 통증을 더 잘 다룰 수 있도록 안내한다."

—데이비드 스피겔David Spiegel (의학 박사, 스탠퍼드 의과대학 정신의학 및 행동과학 윌슨 석좌 교수 겸 부학과장, 통합의학센터 소장, *Trance and Treatment* 공저자)

크리스티에게,
당신의 우정과 협력, 그리고
신발 속에서 잠든 당신의 수많은 강아지 사진에 감사하며.
—알랜 고든

크리스탈에게,
우리가 함께하는 한, 인생은 언제나 아름다울 거야.
—아론 지프

차례

서문 토르 웨거 · 13

1
이 아이의 뇌가 세상을 바꿀 수도 있겠구나 · 20

나, 내 의자, 그리고 나의 어머니 · 22
대화 · 28
우리의 아픈 허리 · 30
진짜 채찍질 손상, 가짜 교통사고 · 33
케이시의 치료 · 37
통증에 대한 새로운 이해 · 39
볼더 요통 연구 · 41

2
통증은 위험 신호다 · 48

삐끗 + 뇌 = 통증! · 50
전 세계를 들썩이게 한 도발 · 51
뇌의 착각, 갑작스러운 통증 · 53
변화하는 우리의 뇌 · 55
통증을 학습하다 · 58
일반 통증일까, 뇌에서 오는 통증일까? · 59
결론: 통증은 이롭고, 신경가소성 통증은 해롭다 · 62

3
두려움 이외에 두려워할 것은 아무것도 없다 · 64

사자와 얼룩말과 두려움, 오 이런! · 66
근원에 다가가다 · 68
통증으로 들어가는 길 · 72
두려워하거나, 두려워하지 않거나 · 74
안전 vs 위험 · 76
피드백 루프에 갇히다 · 77

나, 내 무릎 (그리고 두려움) · 79
두려움의 또 다른 이름 · 80
환자의 관점 | 린지 이야기 · 81
통증-두려움 순환 끊어내기 · 83
감자, 호박 파이, 그리고 통증 · 84
다음 계획은? · 85

4 새로운 관점을 끌어안다 · 87

이야기가 주는 교훈 · 89
환자의 관점 | 에밋 이야기 · 98
예외를 찾아서 · 100
증거의 축적 · 102

5 신체 감각 추적 · 109

신체 감각 추적의 실제 · 110
이제 당신 차례이다 · 116
환자의 관점 | 율란다 이야기 · 126
언제 추적해야 할지 알아야 한다 · 128

6 치료의 과정 · 130

두려움을 마주하다 · 133
조각 맞추기 · 142
환자의 관점 | 그레이스 이야기 · 152
과정을 따라가다 보면 · 154
과정의 실행 · 159
이제 당신 차례이다 · 164

7
지나친 경계 습관에서 벗어나기 · 166

얼룩말 2.0 · 168
경계 수준을 낮춰 통증을 줄이다 · 170
불확실성을 마주하기 · 176
환자의 관점 | 매튜 이야기 · 179
갇혀버린 느낌 · 180

8
기분 좋은 느낌 잘 느끼기 · 189

뇌 훈련하기 · 191
시작은 자기 연민 · 193
환자의 관점 | 제니 이야기 · 194
믿음 쌓기: 한 번에 벌레 한 마리씩 · 201
마음에서 몸으로 · 203

9
재발, 회복력, 치유 · 213

세 단계를 거쳐야 끝난다 · 216
장거리 여행, 거절, 그리고 회복력 · 221
환자의 관점 | 카일 이야기 · 225
최고의 원동력 · 227
자기만의 길을 닦다 · 232

맺음말
의료 산업의 현재와 오피오이드 계열 진통제의 위기 · 236

브라이언의 이야기 1: 기대와 실망 · 236
브라이언의 이야기 2: 통증의 대가 · 239
브라이언의 이야기 3: 오피오이드 · 241
새로운 길 · 243

부록 '신경가소성 통증' 여부를 확인하는 방법 · 246
감사의 말 · 256
주석 · 258
감수자의 말 · 282
옮긴이의 말 · 285

서문

처음부터 믿음이 갔던 것은 아니다. 만성 통증의 치료에 있어 '심신상관心身相關 요법'이 얼마나 크게 영향을 미칠 수 있을지, 또 누구에게 효과를 발휘할지 나도 다른 이들처럼 확신이 없었다. 나는 원래 의심이 많은 사람이다. 하지만 답을 알고 싶은 마음 또한 간절했기에, 본능이 이끄는 대로 과학적 증거들을 수집했다. 나는 마음의 변화가 뇌와 신체에 미치는 영향을 연구하는 데 내 경력의 상당 부분을 바쳐왔다. 만약 그럴 수 있다면, 어떤 종류의 변화가 가능하고 불가능한 것은 무엇일까? 이러한 변화를 일으키는 데 필요한 조건은 무엇일까? 생각이 정말로 우리 몸에 영향을 미친다면, 그것은 유의미할 정도로 크고 꾸준히 이어질 만큼 심오한 영향일까?

알랜 고든Alan Gordon을 처음 만났을 때 그에게서 받은 압도적인 느낌은 그가 철석같이 '믿고 있다'는 점이었다. 과거에 만성 통증으로 고생하다가 이제는 회복된 사람으로서 그는 약이나 수술 없이도 극심한 통증에서 벗어나 아프지 않은 상태로 가는 일이 가능하다고 믿었다. 자신이 만나는 모든 이들을 돕고자 하는 강한 열정과 다짐으로 그는 자신의 믿음을 행동으로 보여주었다. 지난 2년간 나 자신의 믿음에도 실제로 변화가 일어났다. 만성 통증에 대한 제대로 된 이해를 심신상관적 치료에 적용하면 많은 사람들, 아니 거의 대부분의 사람들이 놀라운 효과를 볼 수 있다고 믿게 된 것이다. 실제 부상으로 인한 통증을 얻게 된 사람들까지도 말이다.

나는 우연한 계기로 알랜과 인연을 맺게 되었다. 알랜의 동료인 하워드 슈비너Howard Schubiner 박사를 과학 학회 모임에서 여러 차례 만난 적이 있는데, 그는 기능적 자기 공명 영상fMRI을 이용해 통증 관련 신경 회로를 연구하는 신경과학자인 나에게 이런 말을 했었다. "우리에게 진짜 효과가 좋은 치료법이 있어요. 벌써 수년째 만성 통증 환자들의 치유를 돕고 있습니다. 이걸 꼭 연구해 주셔야 해요!" 그 당시에는 그 말이 와 닿지 않았다. 지금이야 심신상관 요법에 큰 관심을 갖고 있지만, 당시의 우리는 환자를 연구할 자금이나 기반 시설조차 없이 기본적인 뇌 회로만 연구하고 있을 때였다.

나는 대학원생 제자인 요니 아샤르Yoni Ashar와 함께 그의 박사 논문 주제를 놓고 토론 중이었다. 요니는 여러 해 동안 만성적인 허리 통증으로 고통을 겪고 있었기 때문에, 요통이라는 주제는 그에게 개인적으로 의미 있는 연구 주제였다. 여기서부터 우연이 시작되었다. 때마침 하워드로부터 연락이 왔는데, 앨런의 치료를 받고 극적인 호전을 보인 환자의 fMRI 결과가 함께 온 것이다. 결과는 대단히 흥미로웠다. 내측 전전두엽과 전측 뇌섬엽에서의 변화가 눈에 띄었다. 이 두 뇌 영역은 서로 연결되어 있으며, 몸을 통해 들어오는 자극에 개인적인 의미를 부여하는 신경망의 일부이다. 이 영역은 만성 통증 연구에서 가장 많이 조명하는 부위이기도 한데, 그것은 많은 만성 통증 환자들의 경우 뇌가 통증이나 통증을 일으키는 원인에 어떤 '의미'를 부여하느냐가 이 문제의 일부로 보여지기 때문이다. 우리는 이 부분을 파고들어 만성 요통 환자들에게 앨런의 치료법이 어떤 영향을 미치는지 연구를 시작했다.

  우리는 소박한 목표로 출발했다. 처음에는 치료를 받고 있는 몇몇 사람들만 fMRI 촬영을 해볼 계획이었다. 그러다 요니가 앨런과 하워드의 주말 교육 과정에 참석해 치료법이 지닌 실제 효과를 목격하게 되었다. 또한 그 무렵 앨런은 크라우드 펀딩을 진행했는데 연구를 위한 자금을 확보한 것은 물론이고 이 일이 실현되기를 바라는 이들로부터 진심어린 성원까지 이끌어냈다. 나 또한 추가 보조금을 확보하게 되면서 우리는 결국 연구의 규모를 확대시키기로 했다. 그 결과 우리는 허리 통증에 대한 사상 최대 규모의 fMRI 연구를 실시하기에 이르렀다. 일반적으로 소요되는 연구비의 약 4분의 1 수준에서 이 같은 성과가 이루어졌는데, 그것이 가능했던 건 요니, 알랜, 하워드, 그리고 최고의 연구 조교였던 로리 폴리스키 Laurie Polisky와 잭 앤더슨Zach Anderson 등 모두가 이 프로젝트의 중요성을 믿고 이 일을 성사시키고자 온 마음과 정성을 기울였기 때문이었다.

나에게 믿음을 안겨준 것은 우리의 연구 결과였다. 평균적으로 11년 동안 만성 통증에 시달려온 환자들 대부분이 한 달간 치료를 받은 뒤 통증이 아예 사라지거나 거의 느낄 수 없을 만큼 호전된 것이다. 그리고 지금까지 관찰한 바로는 그 상태가 그대로 유지되고 있는 것으로 보인다. 다만 여전히 답해야 할 질문들이 많다는 점을 분명히 해야겠다. 어떤 종류의 통증에, 또 어떤 유형의 환자들에게 그런 결과가 가능한 걸까? 이 치료법의 핵심적인 작용 기전은 무엇인가? 치료를 담당하는 사람에 따라 통증의 호전 여부가 얼마나 좌우되는가? '치료'를 향해 환자가 마음을 여는 것이 통증 개선에 얼마나 강하게 영향을 미치는가? 만성 통증은 신체와 뇌에서 발생하는 다양한 원인으로부터 비롯된다. 이에 대한 우리의 이해는 아직 충분하지 않고, 환자 개개인에게 가장 잘 맞는 치료법을 결정할 수 있을 만큼 인간의 병리 상태를 충분히 파악하는 것도 사실 가능하지 않다. 하지만 우리는 알랜의 치료법이 얼마나 효과가 있는지 철저히, 객관적으로, 또 공정하게 검증하는 연구를 해내고자 최선을 다했다. 그리고 데이터는 사람들이 실제로 나아졌음을 보여주었다.

이 연구를 비롯한 여타의 연구들이 만성 통증에 대해 우리에게 시사하는 바는 더더욱 흥미롭다. 지금은 바야흐로 통증의 신경과학에 신기원이 열리는 때이다. 우리가 다치면 몸, 척수, 뇌에 이르는 여러 수준에서 신경계 변화가 유발된다는 점이 다수의 연구를 통해 뚜렷이 입증되고 있다. 기분, 기억, 장기적인 계획과 관련된 높은 수준의 뇌 영역들은 통증을 억제하거나 증폭시킬 수도 있고, 회복을 촉진하거나 통증을 만성화할 수도 있다. 인간에게 있어 이러한 높은 수준의 뇌 영역들은 우리의 성격과 감정, 또 우리가 누구이며 세상 어디에 속하는지에 대한 감각을 형성하는 곳이다. 따라서 만성 통증은 그 통증이 우리에게 어떤 의미가 있다고 여기는지, 또 미래에 대해 우리가 어떤 전망을 하고 있는지와 대단히 실질적인 방식으로 얽혀 있다. 그렇다고 통증이 진짜가 아니라는 뜻은 아니다. 통증은 몸, 척수, 뇌에 실제 원인이 있을 수 있다. 그럼에도 불구하고 심신상관적 접근법으로 통증을 치료할 수 있는 이유는 이 수준들이 모두 연결되어 있기 때문이다.

　통증의 신경과학은 만성 통증의 원인이 우리가 몸을 다쳤을 때 나타나는 급성 통증의 원인과는 다를 수 있다는 것, 그리고 많은 경우 그 원인이 뇌에 있을 수 있다는 사실을 밝혀냈다. 심신상관적 치료는 우리가 통증을 느끼는 중에도 해도 괜찮은 움직임이나 행동이 어떤 것인지 이해하도록 도와주며, 이때 우리는 뇌로 하여금 이전에 학습했던 고질적인 통증을 '잊도록' 탈학습시킬 수 있다.

알랜의 치료법에서 특히 주목할 만한 점은 '정보'가 통증 치유에서 큰 부분을 차지한다는 사실이다. 새롭게 얻은 정보는 통증의 원인에 관한, 그리고 아픈 이유가 무엇인지 스스로에게 들려주는 설명에 관한 자신의 신념을 바꿔놓을 수 있다. 이러한 변화는 노력과 연습이 필요하기도 하지만, 어느 날 갑자기 번득이는 통찰과 함께 찾아오기도 한다.

나는 그런 경우를 직접 목격한 적이 있다. 우리 연구실의 연구원 한 명이 몇 년 동안 어깨 통증을 앓고 있었는데, 이 기법에 대해 듣고 나서 완치된 것이다. 또 다른 친구 겸 동료도 우리 연구에 대해 요니와 이야기를 나누는 과정에서 자신의 만성 통증에 대한 새로운 통찰을 얻었다. 그 통찰로 그녀는 드라마틱한 치유를 경험했고 그러한 변화가 자신의 삶을 구했노라고 나에게 털어놓았다.

《신을 아는 법 How to Know God》이라는 책에서 스와미 프라바바난다 Swami Prabhavananda와 크리스토퍼 이셔우드 Christopher Isherwood는 믿음의 종류를 구분하는데, 그중 하나가 '신앙 faith'이다. 신앙을 가졌다면 감각을 통해 얻은 물증이 없거나 심지어 그 증거에 반하는 경우라도 무조건 믿어야 한다. 또 다른 믿음으로는 '잠정적 믿음 provisional belief'이 있다. 명상 지도자들은 명상을 가르칠 때 '한번 시도해 볼까?' 싶은 마음이 들 정도만 명상의 이로움을 믿으면 된다고 말한다. 독자 여러분에게도 이런 두 번째 믿음을 권하고 싶다. 만성 통증이 완치될 수 있다는 굳건한 확신을 가져야만 하는 것은 아니다. 그저 열린 마음으로, 이 책에 소개된 아이디어들을 실천해 보고 싶은 만큼만 믿으면 된다. 한번 시도해 보길 바란다. 그리고 무슨 일이 일어나는지 보라.

—토르 웨거Tor Wager
다트머스 대학교 신경과학 석좌 교수

1
이 아이의 뇌가
세상을 바꿀 수도 있겠구나

"아이가 엄청나게 아파해요. 아이의 엄마 아빠는 지푸라기라도 잡고 싶어 하고요. 도와주실 수 있을까요?"

2016년 12월, 닥터 필Dr. Phil이 제작하는 CBS 채널의 장수 의학 토크쇼 〈더 닥터스The Doctors〉 팀으로부터 전화를 받았다. 해당 방송분[1]에서는 16세 소년 케이시Casey의 사연이 다뤄졌는데, 만성적인 복부 통증으로 의식을 잃고 쓰러지는 일이 잦은 아이였다. 케이시를 진료한 의사들은 도무지 이유를 알 수 없었다.

로스앤젤레스에 자리한 통증심리센터Pain Psychology Center의 상임이사인 나는 만성 통증 및 기타 신체 증상 치료를 전문으로 하고 있다. 나와 통화했던 PD는 내가 우리 팀원들과 함께 케이시의 통증을 덜어줄 수 있을지 알고 싶어 했다.

2년 전만 해도 케이시는 캘리포니아 주 버뱅크의 존 버로스 고등학교에 다니는 평범한 9학년 학생이었다. 야구와 〈스타워즈〉를 사랑했고, 대수학과 화학은 싫어했다. 케이시는 무난한 학창 시절을 보내고 있는 듯 보였다. 고등학생이 된 지 약 3개월이 지날 무렵, 배에서 찌르는 듯한 통증을 느끼기 전까지는.

맹장염일지도 모른다는 생각에 케이시의 부모님은 서둘러 케이시를 병원으로 데리고 갔다. 하지만 의사는 아무 문제도 찾을 수 없었다. 몇 달이 지났지만 통증은 계속되었다. MRI, CT, 진단 목적의 수술까지, 생각할 수 있는 검사는 다 받아보았지만 결과는 모두 정상이었다.

그 사이 케이시는 일상 생활을 하기가 점점 더 어려워졌다. 야구팀을 그만두었고, 결국에는 학교도 자퇴할 수밖에 없었다. 길고 고통스러운 길을 돌고 돌아 마침내 케이시는 〈더 닥터스〉에까지 이르렀다. 그리고 제작진이 나에게 전화를 걸어온 것이다.

"케이시의 진료 기록을 한번 봐야겠지만, 저희가 도울 수 있을 것 같습니다." 내가 말했다.

"좋습니다! 한 가지 더 부탁드릴 것이 있어요. 통증이 사라지는 효과가 실제로 일어나고 있다는 걸 화면으로 보여줄 방법이 있을까요?"

PD의 말에 고개가 끄덕여졌다. 이건 TV에 나올 내용이었다. 시청자들을 위해 눈에 보이는 무언가가 필요했다. 그런데 케이시가 몸 안에서 겪는 통증을 어떻게 시각적으로 보여줄 수 있을까?

잠시 고민한 후 내가 대답했다. "케이시의 뇌 fMRI 사진을 치료 전후로 보여주면 어떨까요?"

기능적 자기 공명 영상, 즉 fMRI는 뇌의 활동을 볼 수 있게 해주는 영상 기법이다.(fMRI는 뇌의 혈류 변화를 기록한다. 뇌의 특정 부위가 활발하게 작동할 경우 그쪽으로 피가 더 많이 흐르기 때문에, fMRI는 뇌의 어느 부위가 활성화되었는지를 보여준다. 우리의 바람은 케이시가 만성 통증에서 벗어났을 때 그의 뇌에서 달라진 활동 패턴을 발견하는 것이었다.) 나는 케이시가 통증에서 벗어난 뒤 그의 뇌가 어떻게 변했는지를 보여주면 흥미로울 것이라고 생각했다. 하지만 당시에는 미처 알지 못했다. 즉석에서 떠올린 그 가벼운 제안이 통증 연구 역사상 가장 획기적인 연구 중 하나로 이어지리라는 사실을.

그런데 케이시의 통증 이야기를 제대로 하려면 내가 겪어온 통증부터 먼저 이야기해야 한다.

나, 내 의자, 그리고 나의 어머니

20대 중반까지 내 인생은 순탄했다. 당시 나는 서던캘리포니아대학교USC에서 심리치료학psychotherapy 대학원 과정을 밟고 있었다.

나는 외향적이고 활동적인 사람이었다. 친구들과 어울렸고, LA 다저스 경기를 보러 다녔다. 발야구 리그에도 소속되어 있었다.(우리 팀은 전국 대회까지 나갔다!) 하지만 대학원 2년차 때 모든 것이 달라졌다. 허리 아래쪽으로 극심한 통증이 찾아오더니 인생이 송두리째 곤두박질치기 시작했다.

극장에 앉아 영화 한 편을 끝까지 보는 정도의 일조차 두 시간짜리 악몽으로 변했다. LA 다저스 경기는 생각할 수도 없었다. 운동 경기를 직접 뛰기는커녕 앉아서 보는 것도 어려웠다. 대학 강의실의 딱딱한 의자에 앉으면 허리가 너무 아파 견딜 수가 없었기 때문에, 나는 사무용품 매장에서 부드럽게 젖혀지는 바퀴 달린 의자를 사서 강의실마다 끌고 다녀야 했다. 궁금해할까봐 밝히는데, 가는 곳마다 커다란 의자를 끌고 다니는 건 사회 생활에 전혀 도움이 안 된다.

나는 로스앤젤레스에서 가장 뛰어나다는 척추 전문의 세 명을 만났다. 한 의사는 내게 추간판 탈출 때문에 아픈 것이라고 했다. 또 한 명은 추간판 퇴행에 따른 증상이라고 설명했다. 마지막 의사는 그냥 내가 키가 너무 커서 허리가 아픈 것이라고 말했다.

키를 다시 작아지게 할 수야 없는 노릇이지만, 그 밖에 물리 치료, 바이오피드백, 침술, 지압 등등 할 수 있는 치료는 전부 시도해 보았다. 아무것도 효과가 없었다. 허리 MRI 촬영을 하도 많이 해서 친구들은 내 척추가 자석으로 변할지도 모른다고 우스갯소리를 했다.

6개월쯤 지난 뒤 나는 경막외 마취 주사를 맞았다. 증상이 완치된 것은 아니었지만 통증은 반으로 줄었다. 사는 게 다시금 견딜 만해졌다.…… 대략 8일 정도는 그랬다. 난데없이 머릿속에서 수류탄이 터지는 것 같던 어느 아침이 오기 전까지는 말이다. 그때까지 살면서 겪어본 것 중 가장 고통스러운 두통이었다.

그렇게 생긴 두통이 사라지지 않았다.

인터넷을 찾아보니 매일 찾아오는 고질적인 두통은 원인도 치료법도 알 수 없다고 했다. 환상적이군.

더 많은 의사들을 찾아다닌 끝에 만난 두통 전문의는 뇌척수액 압력 상승이라는 진단을 내려주었다. 그가 몇 가지 약을 처방해 주었지만 전혀 듣지 않았다.

뇌척수액 압력 상승으로 인한 두통의 특징은 누우면 통증이 훨씬 더 심해진다는 것이다. 나는 허리가 아파 앉을 수도 없고, 머리가 아파 누울 수도 없는 난감한 상황에 처하고 말았다. 현실적인 분이었던 우리 아버지는 내게 몸의 각도를 45도 정도로 유지하며 살아갈 방법을 찾아보는 게 좋겠다고 조언해 주셨다. 고마워요, 아버지.

그 후 몇 년에 걸쳐 나에게는 아래의 증상들이 추가로 나타났다.

- 상부 요통
- 어깨 통증
- 발뒤꿈치 통증
- 목 통증
- 무릎 통증
- 혀 통증(혀 통증을 겪는 사람도 있나?)

- 안구 통증
- 치통
- 발가락 통증(무려 발가락 세 개!)
- 고관절 통증
- 복부 통증
- 손목 통증
- 발 통증
- 다리 통증
- 턱관절 장애
- 속쓰림
- 어지럼증
- 이명
- 가려움증
- 만성 피로

한 마디로 몸 상태가 엉망진창이었다. 의사들은 나를 두려워했다. 증상에 따라붙은 진단명이 한두 가지가 아니었다. 디스크 팽윤, 회전근개 부분 파열, 반복성 긴장 손상 등등. 하지만 그 어떤 의학적 치료도 나를 돕지 못했다.

통증이 삶을 집어삼켰다. 친구들과 같이 있을 때 도저히 즐거운 표정으로 있을 수가 없어서 사람을 만나지 않았다. 일도 할 수 없었다. 통증 앞에서 쩔쩔매느라 삶 자체가 완전히 멈춰서 버렸다. 짐을 싸서 부모님 댁으로 아예 다시 들어갔다.

그러던 어느 날, 어머니께서 책을 한 권 건네주셨다. 통증 치료에 관한 심신상관적 접근법mind-body approach이 담긴 책으로, 어머니 친구의 아들이 읽고 요통에서 벗어나게 된 책이라고 했다. 어머니는 사랑이 넘치는 분이었고, 어떻게든 나를 도우려고 애쓰고 계셨다. 그러나 나는 만성 통증에 시달리는 상식적인 사람이라면 누구나 할 법한 행동을 했다. 책을 방 저편으로 내동댕이쳐 버린 것이다.

"엄마, 고작 책 한 권으로 내가 나을 순 없어요. 지금 내가 아픈 게 머릿속에서 꾸며낸 일은 아니잖아요? 의사한테 받은 진단만 한 트럭이라고요!"

어머니는 어깨를 으쓱하고는 방에서 나가셨다. 만성 통증에 시달리는 사람과는 굳이 길게 말다툼하지 않는 법이다.

1년이 지난 뒤에야 나는 마침내 그 책을 읽었고, 어머니 친구분의 아들과도 이야기를 나눴다. 책이 내 통증을 없애주지는 않았지만 그럴 수 있으리라는 가능성을 향해 마음을 열게 해주었다. 대단히 중요한 첫걸음이었다. 나는 통증에 대해 알아야 할 것들을 모두 배워보기로 결심했다.

나는 통증의 신경과학을 공부했고, 통증이 뇌와 신체 두 곳 모두와 관련이 있음을 알게 되었다. 일반적으로 뇌는 몸 곳곳에서 오는 신호를 받아 이를 처리한다. 몸이 다치면 뇌는 아프다는 느낌을 만들어낸다.

하지만 때때로 이 시스템이 오작동을 일으킨다. 우리 뇌의 통증 스위치가 켜진 상태에서 고장이 나 꺼지지 않으면 만성 통증을 유발하는 것이다.

우리는 이를 '신경가소성 통증neuroplastic pain'이라 부른다. 보통의 통증은 몸이 손상을 입었을 때 발생한다. 하지만 다친 곳이 회복된 후에도 통증이 계속 이어지거나, 뚜렷한 신체적 원인이 없는데도 통증이 느껴진다면, 그것은 대개 신경가소성 통증이다. 왜 신경가소성 통증이 생기는지, 자신의 통증이 이에 해당하는지 아닌지 어떻게 판별할 수 있는지는 2장에서 자세히 설명할 예정이다.

나는 내가 앓고 있는 것이 바로 이 신경가소성 통증이라는 사실을 깨달았다. 그간 몸을 고치는 데만 혈안이 되어 있었는데 실제로 통증을 없애려면 몸이 아닌 뇌를 겨냥해야 하는 것이었다. 만성 통증을 다루는 심신상관적 접근법은 비교적 새로운 개념이었고, 치료 방법도 충분히 개발되지 않은 상태였다. 그래서 나는 내 뇌의 연결망을 재구성해 자연스러운 질서를 회복시켜 줄 새로운 기법들을 직접 만들어냈다.

나는 지금도 여전히 디스크 팽윤 상태이고, 뇌척수액 압력도 높다. 아마 회전근개 부분 파열도 여전할 것이다. 그러나 나에게는 아무런 통증이 없다. 스물두 가지에 이르던 증상을 전부 없앤 것이다.

그 과정을 거치는 동안 나는 혼자가 아님을 깨달았다. 실제로 우리는 만성 통증이라는 대유행병의 한가운데에 있다. 미국에서만 5천만 명 이상의 성인들이 만성 통증에 시달린다.[2] 전 세계적으로는 그 수가 약 12억 명에 달할 것으로 추정된다![3]

만성 통증을 치료하는 것이 내 인생을 건 과업이 되었다. 나는 통증심리센터를 세우고 다른 환자들을 돕기 시작했다. 내가 경험한 바로는 대부분의 만성 통증이 신경가소성 통증이다. 여러 해에 걸쳐 치료 기법을 가다듬은 끝에 우리는 지속적인 효과를 발휘할 수 있는 '통증 재처리 요법Pain Reprocessing Therapy'을 완성시켰고, 상상할 수 있는 모든 형태의 통증을 극복할 수 있도록 지금껏 사람들을 돕고 있다.

일단 우리 팀이 치료를 맡으면 환자들은 어디가 아프든, 혹은 얼마나 오래 통증을 견뎌왔든 상관없이 모두 다음과 같은 질문을 던진다.

대화

환자: 제 통증이 가짜라는 말씀이세요?
나: 잠시만요, 통증을 느끼시나요?
환자: 네.
나: 아프시죠?
환자: 네.
나: 그럼 그건 진짜죠.

어떤 통증은 진짜로, 또 어떤 통증은 가짜로 여겨진다는 사실이 나에게는 늘 기이하게 다가온다.

UCLA 재학 시절, 우리 동아리 신입 회원 모집 주간 행사에 최면

술사가 온 적이 있었다. 내 친구 제이미가 자청하여 최면을 받기로 했다. 직업 윤리 따위는 안중에도 없던 그 최면술사는 제이미를 최면 상태에 빠뜨린 뒤 그의 팔에 불이 붙었다고 말했다. 깜짝 놀란 제이미가 미친 듯이 날뛰더니 결국 얼음을 채워놓은 아이스박스 속에 팔을 쑤셔 넣었다. 배꼽 빠지게 웃긴 장면이었다.

나중에 제이미에게 정말 아팠냐고 물어보았다. "살면서 겪어본 것 중에 최악의 통증이었어." 몇 마디 찰진 욕을 곁들이며 제이미가 대답했다. 어떻게 그럴 수 있었을까?

최면과 통증의 관계를 들여다본 피츠버그 대학교 연구가 있다.[4] 연구진은 실험 대상자가 fMRI 기계에 들어간 상태에서 뜨거운 금속 탐침으로 통증을 가했다. 그러자 통증을 관장하는 참가자의 뇌 부위에 환하게 불이 켜졌다. 이후 과학자들은 같은 실험 대상자에게 최면을 건 다음 오로지 '암시'만으로 통증을 유도했다. fMRI상 정확히 똑같은 뇌 부위에 불이 들어왔다. 통증을 몸에 직접 자극을 가해서 일으키든 최면으로 암시해서 일으키든 뇌 차원에서는 동일한 감각이었던 것이다.

통증은 말 그대로 통증이고, 어느 경우에나 진짜이다. 또한 모든 통증은 뇌에서 처리되기 때문에 우리의 뇌는 언제, 어느 부위에서, 얼마만큼의 통증을 느끼게 할지 좌지우지하는 엄청난 힘을 갖는다.

우리의 아픈 허리

요통은 가장 흔한 형태의 만성 통증이며,[5] 전 세계적으로 가장 높은 비율로 장애를 유발하는 요인이다. 만약 당신이 만성적인 허리 통증으로 고통받고 있다면 다음과 같은 식의 대화를 나눠본 적이 있을지도 모르겠다.

환자: 석 달 꼬박 허리가 아팠어요. 앉아도 아프고, 일어서도 아프고, 걸을 때도 아파요.
정형외과 의사: 흠, MRI 결과를 보니 L2~L3 사이에 4밀리미터 크기의 디스크 탈출이 있고 신경근이 부분적으로 압박을 받고 있네요.
환자:

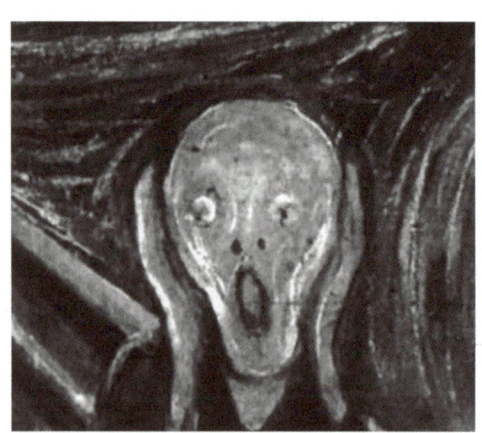

이런 진단은 당신의 가엾은 척추에 결함이 생겨 거대한 디스크 하나가 툭 튀어나왔고, 그것이 신경을 짓누르고 있다는 말로 들린다. 섬뜩한 이미지가 떠오르지만, 또한 그 진단에 마음이 확 기울기도 한다. 허리에 통증이 있었는데, 어디가 문제인지 의사가 찾아주었으니 말이다. 이제 그 문제를 해결하는 일만 남았고, 문제가 해결되면 통증도 사라질 것이다. 그렇지 않은가?

슬프게도, 그렇지가 않다. 가장 일반적으로 이루어지는 허리 수술의 상당수가 아무런 효과를 보이지 못한다[6]는 사실을 다수의 연구 결과가 보여준다. 사실 수술 이후에 허리 통증이 지속되는 증상이 너무나 흔해서 아예 이를 지칭하는 용어까지 생겨났다. '실패한 허리 수술 증후군 failed back surgery syndrome'이 바로 그것이다.[7]

현실은 이렇다. 대부분의 사람들은 디스크 팽윤이나 디스크 탈출 증세를 가지고 있다. 디스크 퇴행이나 관절염을 갖고 있는 사람들도 많다. 아무 흠 없이 완벽한 척추를 가진 사람이 누군지 아는가? 바로 아기들이다. 아기의 디스크는 모두 놀랍도록 탱탱하며, 그 귀엽고 조그마한 관절에서는 염증이라곤 찾아볼 수 없다. 우리가 인생을 살다 보면 몸 여기저기가 닳고 찢어진다. 이런 식으로 몸이 노화하는 것은 자연스럽고 불가피한 일이다. 《뉴 잉글랜드 의학 저널 New England Journal of Medicine》에 실린 한 연구에 따르면, 허리 통증이 전혀 없는 사람의 64퍼센트가 디스크 팽윤, 디스크 돌출, 디스크 탈출, 디스크 퇴행을 가지고 있다고 한다.[8] 이런 식으로 몸의 구조에 일어나는 변화는 사실 정상적인 것이고, 대부분 통증과는 관련이 없다.

MRI상으로는 이상이 발견되었지만 검사 결과와 신체 증상이 일치하지 않는 경우도 흔하다. 스위스에서 진행된 한 연구에서는 만성 요통을 지닌 사람들을 모집해 디스크 퇴행이나 디스크 팽윤 등을 점검해 보았는데, 과학자들은 몸의 구조적 문제와 참가자가 느끼는 증상 사이에 아무 관련이 없음을 알게 되었다.[9]

대부분의 경우 몸의 구조적 손상이 만성 요통의 원인이 아니라면 대체 무엇이 원인일까?

노스웨스턴 대학교의 과학자들은 최신 신경과학에 약간의 노스트라다무스식 예언을 접목해 '통증 예측predicting pain'이라는 새로운 영역에 도전했다.[10] 연구진은 허리 통증이 처음 발현한 때부터 환자들을 추적 관찰해 누가 향후에 만성 통증 케이스로 진행될지 예측하고자 했다. 놀랍게도 그들의 예측은 85퍼센트의 정확도를 보여주었다. 이 과학자들은 허리에 대한 검사는 전혀 실시하지 않았다. 척추 엑스레이나 MRI도 보지 않았다. 사실 그들은 환자의 허리는 아예 살펴보지도 않고 오로지 뇌만 들여다보았다. 연구진은 뇌를 촬영해 핵심 영역 두 곳이 어떤 수준으로 연결되어 있는지를 살펴보는 방식으로 누구의 통증이 지속되고 누구의 통증이 해소될지 높은 정확도로 맞춰낼 수 있었다.

대부분의 경우 만성 요통은 척추 구조에 손상이 생겨 발생하는 것이 아니다. 아프다는 느낌만큼은 100퍼센트 진짜지만 통증의 정체는 신경가소성 통증인 것이다. 신경가소성 통증을 치료하려면 몸이 아니라 뇌를 그 목표로 삼아야 한다.

진짜 채찍질 손상, 가짜 교통사고

운전을 하다가 빨간 불에 차를 멈춰 세우는 상황을 상상해 보라. 당신의 차가 거의 멈추려는 순간, 갑자기 찢어지는 듯한 브레이크 마찰음이 들린다. 백미러를 보자 뒤차 운전자가 한 손에 휴대폰을 든 채 공포에 질린 눈빛을 하고 있다. 당신은 충돌을 각오한다. 차가 쾅 하고 부딪치는 순간, 당신의 고개가 뒤로 확 꺾였다가 다시 앞으로 세게 튕겨 나온다. 아이쿠! 이런 걸 '채찍질 손상whiplash injury'(지금 이 경우처럼 관성에 의해 머리나 목에 갑자기 충격이 가해져 주변의 근육과 인대가 손상되는 질환을 말함―옮긴이)이라 부르는데, 이는 보통 머리나 목의 통증으로 이어진다. 채찍질 손상은 경추부 염좌의 일종으로, 다른 염좌와 마찬가지로 약간의 휴식을 취하면 며칠 안에 완전히 낫는다.

하지만 때로는 채찍질 손상에 의한 통증이 낫지 않기도 한다. 이런 식으로 다쳐서 얻은 통증이 끈질기게 이어질 경우 이를 '만성 채찍질 손상 증후군'이라고 부른다. 현재 여러 나라에서 이 증후군이 급속도로 확산 중에 있으며, 교통사고 피해자의 최대 10퍼센트가 영구적인 장애를 입는다.

이상한 것은 만성 채찍질 손상 증후군을 뒷받침할 신체 구조적 근거가 전혀 없다는 사실을 여러 연구가 보여준다는 점이다.[11] 다시 말하자면 몸은 나았는데, 어떤 이유에서인지 통증만 남는 것이다.

일부 연구자들은 이러한 의학적 미스터리에 대한 해답을 북유럽 외곽 지역에서 찾을 수 있을지도 모른다고 생각했다. 리투아니아는 발트해 연안의 작은 나라로, 아름다운 풍광과 훌륭한 농구팀으로 유명하다.(농구가 국민 스포츠인 나라다.) 그런데 리투아니아에서 찾아볼 수 없는 것 하나가 바로 만성 채찍질 손상 증후군이다. 그곳에도 자동차가 있고, 도로가 있고, 뒤에서 들이받는 추돌 사고가 발생하는데 끈질기게 이어지는 목 통증은 없다는 것이다.

과학자들은 수백 명의 리투아니아 후방 추돌 사고 피해자들을 살펴본 뒤 그들의 회복 과정을 지켜보았다. 많은 피해자들이 사고 직후에는 목 통증을 느꼈다. 하지만 1년 뒤, 그들의 목 상태는 다른 일반 사람들과 똑같아졌다. 다시 한 번 말하지만 만성 채찍질 손상 증후군은 리투아니아에는 존재하지 않는다.[12]

만약 교통사고가 만성 채찍질 손상 증후군을 일으키는 원인이 아니라면 대체 무엇이 원인일까?

독일의 연구팀은 그 원인을 알아내기 위해 대단히 기발하면서도 약간은 파격적인 실험을 실시했다.[13] 이들은 교통사고 연구에 참여할 지원자를 모집했다. 참가자들은 차의 운전석에 앉았고, 뒤에 있던 다른 차가 이들을 들이받았다. 그런데 사실은 진짜로 들이받은 것이 아니라 상황을 조작한 것이었다. 연구팀은 이를 '플라시보 충돌'이라 일컫는다.

어떻게 자동차 사고를 조작할 수 있었을까? 연구팀은 병을 깨서 충돌할 때의 소리를 흉내 냈고, 복잡한 도르래 장치와 경사로를 활용해 실험 대상자의 차를 살짝 앞으로 움직였다. 다른 차와의 실제 접촉은 전혀 일어나지 않았지만 참가자들은 자신이 후방 추돌을 당했다고 생각했다. 연구팀은 영리하게도 바닥에 깨진 유리까지 뿌려 진짜로 차에 치인 현장처럼 보이게 만들었다.

가짜 충돌이 발생한 지 3일 뒤, 참가자의 20퍼센트가 목 통증을 호소했다. 4주가 지난 뒤까지도 10퍼센트는 여전히 증상을 보였다. 그들의 통증은 실제였지만 몸에는 아무런 구조적 손상도 없었다. 애초에 불가능한 일이었다. 그들이 탔던 차에 실제로 충격이 가해지지 않았으니까 말이다.

통증은 참가자들의 목에서 온 것이 아니라 그들의 뇌 속에 자리 잡은 무엇, 바로 '믿음'에서 비롯된 것이었다. 그들은 자신이 충돌을 겪었다고 믿었고, 만성 채찍질 손상이라는 후유증이 생길 법하다고 믿었다. 리투아니아 인들에게는 그런 믿음이 없었다. 그 나라에서는 만성 채찍질 손상 증후군이 사람들의 이목을 끌 만한 현상이 아니기 때문에, 교통사고 피해자들에게 통증이 계속 이어질 수도 있다는 생각 자체를 아예 하지 않는다. 그 결과 통증이 계속 이어지는 일도 없었다.

만성 채찍질 손상 증후군을 믿는 것이 왜 실제 만성 채찍질 손상 증후군으로 이어질까? 그에 대한 답은 3장에 나올 텐데, 우리 뇌가 통증을 발생시키고 지속시킬 수 있을 만큼 복잡하고 강력한 기관이라는 점만은 분명하다. 이것은 우리의 직관에 반하는 것이다. 마치 통증이 몸에서 비롯되는 것처럼 느껴지지만 실제로 그것은 몸이 아닌 뇌에서 비롯되는 신경가소성 통증이기 때문이다. 하지만 이것은 희망적인 소식이라고 할 수 있다. 뇌가 통증을 안겨줄 수 있다면, 반대로 뇌가 통증을 사라지게 할 수도 있을 테니까 말이다.

요통과 만성 채찍질 손상 증후군은 신경가소성 통증으로 인해 자주 유발되는 고질적 증상의 일부에 불과하다. 두통, 복통, 골반통, 관절통, 신경통, 과민성 대장 증후군, 반복성 긴장 손상 등등 그 밖에도 수많은 사례와 연구 결과가 있다. 전부 하나씩 자세하게 설명하지는 않겠지만 우리 팀은 통증 재처리 요법으로 그 모든 증상을 성공적으로 치료하고 있다.

우리가 치료한 사례 속의 환자들은 저마다 신체 증상을 겪었음에도 몸의 부위를 치료하는 것만으로는 나을 수 없었다. 몸 대신 뇌를 겨냥하자 그들은 비로소 통증으로부터 벗어나게 되었다. 이제 〈더 닥터스〉를 통해 만난 나의 복부 통증 환자 케이시에게로 다시 돌아갈 시간이다.

케이시의 치료

몇 발짝 떨어져 서 있던 카메라맨 두 명을 의식하지 않으려고 애쓰면서 케이시와 가족들이 내 진료실에 들어와 앉았다. 케이시의 어머니는 눈물이 나오려는 것을 참아가며 그간의 이야기를 들려주었다. "다 해봤어요. 약이며 시술에 수술까지…… 아무것도 효과가 없었어요."

나는 케이시에게 신경가소성 통증이라는 현상에 대해 설명했다. 다친 곳이 없는 상태에서도 어떻게 우리 뇌가 진짜로 아픈 증상을 만들어낼 수 있는지, 또 그렇게 생긴 통증을 어떻게 원상태로 되돌릴 수 있는지…… 한 줄기 희망이라도 붙잡아보겠다고 마음먹은 듯, 케이시의 두 볼 위로 눈물이 흘러내렸다.

"아들, 이제 나을 거야." 케이시의 어머니가 스스로도 믿어보려고 안간힘을 쓰면서 말했다.

케이시와 나는 매주 만났다. 우리는 그의 통증이 어떻게 생겨났는지, 왜 끈질기게 이어지는지 이야기를 나눴다. 나는 그에게 통증 재처리 요법에 대해 가르쳤고, 우리는 그 내용을 함께 실습했다. 4주 뒤, 케이시는 통증을 느끼지 않고 내 진료실에서 야구 배트를 휘둘렀다. 6주 뒤, 케이시는 전속력으로 복도를 뛰어다녔다.(우리 직원들이 깜짝 놀랐다.) 3개월 뒤, 케이시는 통증에서 완전히 벗어났다.

얼마 지나지 않아 케이시는 원래 있어야 할 자리인 학교로 되돌아갔다. 그리고 야구팀 중견수로 활약했다!

〈더 닥터스〉 팀의 요청에 따라 우리는 치료 전과 후에 케이시의 뇌 fMRI 촬영을 진행했다.[14] 의학 문헌에는 다양한 강도의 통증을 겪고 있는 사람들의 fMRI 자료가 넘쳐난다. 그런데 만성 통증이 치료된 후의 뇌 상태가 어떠한지에 대한 연구는 그때까지 한 번도 이루어지지 않았다. 케이시의 뇌에는 눈에 띄는 변화가 있었을까?

며칠 뒤 케이시의 fMRI 촬영을 담당했던 영상의학과 전문의로부터 전화를 받았다. "너무 놀라운데요? 두 사진에서 드러난 차이가 충격적일 정도에요." 그가 곧장 나에게 뇌 스캔 사진을 보내주었다.

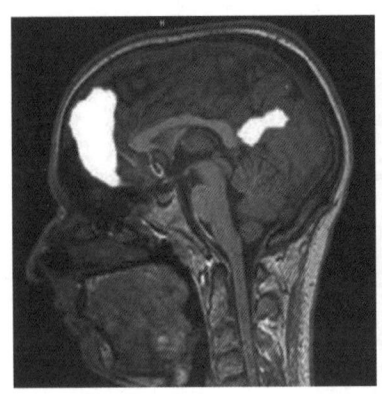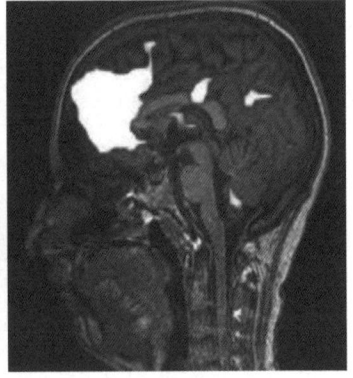

치료 전(왼쪽)과 치료 후(오른쪽)의 케이시의 뇌 활동 비교

이처럼 인기 토크쇼 제작진의 요청에 즉흥적으로 떠올렸던 아이디어를 계기로 우리는 만성 통증 제거에 관한 최초의 fMRI 사례 연

구를 확보하게 되었다. 케이시의 치료 전후에 촬영한 뇌 스캔 사진의 드라마틱한 차이를 들여다보며 나는 조용히 생각했다. '이 아이의 뇌가 세상을 바꿀 수도 있겠구나.'

통증에 대한 새로운 이해

케이시의 뇌 스캔 결과는 놀라웠다. 내측 전전두엽, 측좌핵, 전측 뇌섬엽에서 변화가 관찰되었다. 뇌에서 이 영역들은 두 가지 공통점을 갖는다. 첫째, 이들을 소리 내어 읽으면 꼭 《해리 포터》에 나오는 마법 주문처럼 들린다.[15] (내측 전전두엽, 측좌핵, 전측 뇌섬엽의 영문 표기인 medial prefrontal cortex, nucleus accumbens, anterior insula를 발음할 경우 영화 속 마법 주문들과 유사하게 들린다는 뜻—옮긴이) 둘째, 이들은 모두 통증 처리에 관여하는 뇌 부위이다.[16]

케이시의 fMRI 결과에 가슴이 두근거렸지만, 당시에는 어디까지나 단일 사례 연구에 지나지 않았다. 케이시의 뇌에 일어난 변화는 그저 우연에 불과했던 걸까, 아니면 통증 재처리 요법이 실제로 케이시의 뇌 신경 회로를 바꾼 것일까? 우리는 이 질문에 대답해 줄 사람이 단 한 명뿐이라는 것을 알고 있었다. 바로 세계적인 명성에 빛나는 신경과학자 토르 웨거Tor Wager였다. 지난 10년 사이에 통증에 대한 우리의 이해에 일대 혁명이 일어났고 토르 웨거가 그 최전

선을 이끌고 있었다.

수세기 동안 과학자들은 뇌를 일종의 블랙박스처럼 생각해 왔다. 우리에게도 뇌에 대한 기본적인 지식은 있었다. 몸이 보내는 신호를 받아서 생각과 감정을 만들어내고, 때때로 우리가 찬 음식을 너무 급하게 먹으면 잠깐씩 얼어버린다는 것까지. 심지어 뇌의 어느 부위가 어떤 역할을 하는지에 대해서도 대략적으로는 알려져 있었다. 그러나 뇌가 살짝 분홍빛을 띠는 회색의 덩어리이며, 아무튼 대단히 중요하다는 것을 아는 정도에서 크게 벗어나지는 않았다.

fMRI 기술이 그 모든 것을 바꾸어놓았다. 케이시의 경우에서 보았듯, fMRI 덕분에 우리는 어떤 상황에서 뇌의 어느 부위가 쓰이고 있는지를 정확하게 볼 수 있게 되었다. 뇌라는 복잡한 시스템을 사상 최초로 눈앞에서 생생히 지켜보게 된 것인데, 그 결과 통증에 대해서도 완전히 새롭게 이해하게 되었다. 지난 10년 동안 통증의 다양한 양상에 관한 fMRI 연구가 수천 건이나 진행되었다. 여전히 배워야 할 것이 많지만 우리는 두 가지 중대한 발견을 하는 데 이르렀다.

첫째, 만성 통증은 급성 통증과 전혀 다르다는 것이 분명해졌다. 작용하는 방식도 다르고, 치료에 대한 반응도 다르며, 심지어 관여하는 뇌의 부위도 서로 다르다.[17] 이에 대해서는 2장에서 좀 더 자세히 다룰 것이다.

둘째, 통증이란 우리가 원래 생각했던 것보다 훨씬 더 복잡한 것이었다. 뇌에는 '통증 센터'가 단 하나만 있지 않았다. fMRI 연구는 뇌의 여러 영역이 통증과 관련되어 있다는 사실을 밝혀냈다. 이때 여러 영역이라 함은 말 그대로 통증과 관련된 영역이 '아주 많다'는 뜻이다.

다시 토르 웨거에게로 돌아가 보자. 그는 통증이 얼마나 복잡한 것인지를 우리에게 보여준 사람이다. 웨거 박사는 인공 지능을 활용해 수천 건의 뇌 스캔 데이터를 분석했고, 사람들이 통증을 느낄 때 나타나는 독특한 뇌 활동 패턴을 찾아냈다.[18] 이른바 '통증 표지 pain signature'라 일컫는 이 같은 뇌 활동 패턴에는 총 마흔네 곳의 뇌 부위가 관여한다. 무려 마흔넷이라니! 이들 중 절반은 통증을 키우는 역할을, 나머지 절반은 통증을 줄이는 역할을 맡는다.

뇌가 통증을 만들어내는 과정은 더 말할 것도 없이 매우 복잡한데, 토르 웨거는 이를 누구보다 잘 이해하고 있다. 우리는 케이시의 fMRI 결과를 곧장 그에게로 보냈다. 그러자 토르 웨거는 정말이지 믿기 어려울 정도로 놀라운 제안을 해왔다.

볼더 요통 연구

운이 좋세도, 웨거 박사는 만성 요통에 대한 새로운 연구에 착수하려던 참이었고, 모든 참가자들은 치료 전후로 fMRI 뇌 촬영을 받게 되어 있었다.

케이시의 결과에 깊은 인상을 받은 웨거 박사는 자신이 착수하려는 만성 요통 연구에 새로운 실험 집단을 추가해 이들에게 우리의 치료법을 적용해 보고 싶다면서, 우리에게 같이 해줄 수 있겠느냐고 제안했다. 통증 재처리 요법이 세계적인 신경과학자가 진행하는 무작위 대조 연구를 통해 제대로 된 과학적 신뢰를 얻을 수 있는 절호의 기회였다. 하지만 웨거 박사의 연구실이 로스앤젤레스에서 1,600킬로미터도 더 떨어진 콜로라도 대학교 볼더 캠퍼스에 있다는 사실이 문제였다.

그럼에도 우리는 망설임 없이 기회를 붙잡았다.

그 다음 한 해 동안 내 생활은 온통 여행의 연속이었다. 볼더에서 진행하는 요통 연구의 진행을 돕는 동시에, 로스앤젤레스에서 환자들을 치료하고, 서던캘리포니아 대학교에서 강의를 이어갔다. 일주일에 네 번 비행기에 올라탔다. 매주 그렇게 했다. 그러는 사이 달까지 가는 거리의 절반은 갈 수 있을 정도의 마일리지가 쌓였다.

연구팀은 놀라울 정도로 훌륭했다. 웨거 박사 외에도 뇌 스캔을 담당한 잭, 로리, 주디스가 있었다. 하워드 슈비너 Howard Schubiner 박사는 의학 자문을 맡았다. 그리고 연구 전반을 총괄한 요니 Yoni를 빼놓을 수 없다. 서른두 살의 과학 천재 요니는 아리스토텔레스의 지혜와 제임스 딘의 무심한 멋을 동시에 지닌 인물이었다. 요니와 나는 훌륭한 협업 관계를 유지했다. 그가 대단히 실리적이라면, 나는 좀 더 이상주의적이었다.

요니: 시작하기 전에 연구 목표를 명확히 해둬야 해요. 그래야 객관성을 확보하죠.

나: 좋아요.

요니: 매주 참가자들에게 BPI(Brief Pain Inventory, 통증 정도를 0에서 10까지의 척도로 기록하는 표준 도구)를 작성하게 하죠. 치료 시작 시기와 마칠 때의 점수를 비교해서 통증이 실제로 감소했는지 볼 수 있게요.

나: 나는 통증을 줄이고 싶은 게 아니에요. 완전히 낫게 해주고 싶어요.

요니: 흠, 만성 통증 연구는 '완치' 통계를 보고하지 않아요. 완치되는 환자가 드무니까요. 통증 정도를 낮추려고 시도하는 것이 표준이죠.

나: 우리는 완치시킬 건데요.

요니: 그러시군요……

요니는 회의적이었지만(요니는 언제나 회의적이다) 곧 내 뜻을 따라주었다. 연구가 끝나는 시점에 환자의 평균 통증 점수가 0이나 1로 떨어지면(이것은 '아프지 않음'과 거의 아프지 않음'에 해당한다), 우리는 그들이 완치되었다고 여기기로 했다.

우리 팀에서 가장 실력 있는 치료사 중 한 명인 크리스티Christie와 내가 볼더로 가서 치료에 임했다. 그렇게 꼬박 12개월에 걸쳐 만성 요통 환자들과 함께 작업을 했다. 환자들은 서로 다른 삶의 배경을 가지고 있었고, 나이도 21세에서 70세까지 다양했다. 하지만 그들 모두에게는 한 가지 공통점이 있었다. 그 어떤 의학적 치료에도 차도를 보이지 않는 만성 허리 통증을 앓고 있다는 점이었다. 50명의 환자가 무작위로 우리 치료 그룹에 배정되었고,[19] 이들은 4주간 주 2회씩 통증 재처리 요법으로 치료를 받았다.

나는 기분 좋게 크리스티를 격려하곤 했다.

나: 우린 그냥 케이시에게 했던 대로 똑같이만 하면 돼요. 그걸 50명에게 연달아 해야 하지만요. 그리고 단 8회 치료 만에 해야 되고요. 멀리 타지까지 건너와서.

크리스티: 꿀꺽(침 삼키는 소리)

연구는 고되었지만 보람도 매우 컸다. 우리는 볼더의 환자들과 친해졌고, 진심으로 그들을 보살폈다. 우리는 실험 참가자들이 통증 재처리 요법의 원리를 받아들여 만성 통증의 순환 고리를 끊어내가는 과정을 지켜보았다. 하지만 과연 그걸로 충분한 걸까?

나는 통증 재처리 요법이 통한다는 것을 이미 알고 있었다. LA에서 내 환자들과 작업하면서도 보았고, 케이시와 함께 작업하면서도 확인한 바 있었다. 볼더의 환자들도 나아가고 있는 것이 보였다. 하지만 그들이 완치될 만큼 충분히 나을까? 통증 재처리 요법이 과연 엄격한 과학적 검증을 통과할 수 있을까?

연구가 막바지에 이르렀을 무렵 나의 초조감은 극에 달했다. 마침내 요니가 나에게 결과를 건넸다. 우리가 희망을 걸었던 수치를 훨씬 뛰어넘는 결과였다. 우리가 맡았던 환자의 98퍼센트가 통증이 개선되었고, 게다가 66퍼센트는 '아프지 않음/거의 아프지 않음' 상태였다.[20] 우리 환자 중 3분의 2가 요니가 불가능하리라 여겼던 '완치' 카테고리에 들어간 것이다.(그 같은 결과에 요니도 뛸 듯이 기뻐했음을 밝힌다.)

fMRI 스캔 결과도 그에 못지않게 흥미로웠다. 웨거 박사와 연구팀은 단순히 환자를 fMRI 기계에 넣는 데 머물지 않았다. 그들은 환자가 fMRI 기계에 들어간 상태에서 환자에게 통증을 유발하고자 했다. 환자의 뇌가 통증에 어떻게 반응하는지 보고 싶었기 때문에 '요통 유발 장치'를 사용했던 것이다. 무시무시하게 들리지만, 사실은 공기 주입식 베개였다.

환자는 fMRI 기계 안에 둔 납작한 베개 위에 눕는다. 그러면 과학자들이 베개를 부풀려 환자의 허리에 압박을 가하는 방식으로 통증을 유발한다. 이런 식으로 연구진은 실제로 고통을 느끼는 상태일 때의 뇌 사진을 찍을 수 있었다. 모든 환자가 연구의 시작 시점에 이런 식으로 뇌 사진을 찍고, 치료와 연구가 끝났을 때 다시 뇌 사진을 찍었다.

스캔이 전부 마무리되자 요니는 fMRI 데이터를 끌어안고 몇 달을 씨름했다. 수백만 건의 데이터 포인트를 분석하고, 미세한 머리 움직임을 보정했으며, 환자별로 치료 전후의 스캔본을 비교했다. 서서히 패턴이 드러나기 시작했다. 케이시의 사례는 우연이 아니었다.

케이시가 그랬던 것처럼 환자들의 뇌는 통증 재처리 요법 후 변화를 보였다. 그리고 케이시가 그랬던 것처럼 변화는 전측 뇌섬엽을 중심으로 일어났다. 이 부위는 웨거 박사가 찾아낸 마흔네 곳의 통증 영역 중 하나이다. 연구가 시작될 무렵, 베개로 압력을 가하자 환자의 전측 뇌섬엽에 크리스마스 트리처럼 불이 들어왔고 환자들은 심한 통증을 느꼈다. 치료를 받은 뒤 그들의 전측 뇌섬엽은 훨씬 차분해졌고, 베개가 부풀어도 그 전만큼 아파하지 않았다. 베개가 허리에 가한 압력은 두 번 모두 똑같았지만 여덟 번의 통증 재처리 치료를 받은 뒤 환자들의 뇌는 다르게 반응했던 것이다.

이것은 전측 뇌섬엽이 만성 통증의 근원이라는 뜻일까? 안타깝게도 뇌는 그렇게 단순하지가 않다. 통증에 관여하는 뇌 영역만 해도 마흔세 개나 더 있으니까 말이다. 하지만 최신 연구에 따르면 통증을 일으킬지 말지를 뇌가 결정할 때 전측 뇌섬엽이 중요한 역할을 담당한다고 한다.[21] 그리고 놀랍게도 우리 치료 그룹에 속했던 환자들은 자신의 전측 뇌섬엽에게 더 나은 판단을 내리라고 가르칠 수 있었다.

볼더의 요통 연구는 우리가 기대한 모든 것을 이루어주었다. 통증 재처리 요법이 그냥 효과가 있는 정도가 아니라 현재 만성 통증을 다루는 기법 중 가장 효과적인 치료 기법이라는 사실을 과학적으로 확인시켜 준 것이다. 우리가 소개한 심신상관 기법을 활용하는 방식으로 연구에 참여한 환자들은 자신의 뇌 신경 회로를 재구성해 통증을 멈추게 하는 데 성공했다. 여러분도 그럴 수 있다.

이 책은 통증 재처리 요법으로 자기 자신을 치료하는 데 필요한 모든 것을 가르쳐줄 것이다. 먼저 신경가소성 통증이란 무엇이며, 어떻게 발생하는지 설명할 것이다. 그 다음으로는 통증의 순환 고리를 끊고 아픈 증상을 극복할 수 있도록 해주는 구체적인 기법들을 안내할 것이다. 그 과정에서 다양한 예시와 비유, 생생한 환자 사례들을 함께 소개하려고 한다.

통증을 치료하려면 먼저 통증에 대해 이해해야 한다. 그러니 이제 가장 근본적인 질문을 파고들어 보자. 통증이란 대체 무엇일까?

2

통증은 위험 신호다

만성 통증에서 가장 좋지 않은 것은 물론 통증 그 자체이다. 그 다음으로 좋지 않은 건 사람들이 자꾸만 조언을 해댄다는 점이다.

"얼음을 좀 대봐."

"뜨거운 걸 좀 대봐."

"스트레칭을 해봐."

"버드나무 껍질을 먹어봐."

"커다란 자석을 깔고 자봐."

그중에서도 가장 욱하게 만드는 조언은 바로 이것이다.

"그냥 무시해."

세상에는 도저히 그냥 무시할 수 없는 것들이 있다. 나는 대학 신입생 때 그걸 배웠다.

새벽까지 공부하고 기숙사에서 꿀 같은 잠에 빠져 있을 때였다. 경제학 과목 기말고사에서 수석을 차지하는 꿈을 꾸고 있었는데, 살면서 들어본 것 중 가장 끔찍한 소음에 놀라 벌떡 깨어났다. 누군가가 울린 화재 경보기 소리였다. 물론 나는 그 전에도 경보기 소리를 들어본 적이 있었다. 연기 감지기, 자동차 도난 방지 장치, 사이렌 소리 등등. 하지만 그때까지 이렇게 크게 울리는 소리는 들어본 적이 없었다. 마치 소방차와 활화산이 만나 아기를 낳은 것 같았다. 그 아기가 머리끝까지 화가 나서 새벽 4시에 내 귀에다 대고 찢어질 듯이 비명을 질러대는 것 같았다!

누군가 기말고사 주간에 장난을 치느라 그런 것일 뿐 실제로 불이 난 게 아니라는 걸 백 퍼센트 장담할 수 있었다. 소리를 무시하고 그냥 따뜻한 이불 속에 파묻혀 있고 싶었다. 하지만 그것은 선택 사항이 아니었다. 소리가 너무 컸다. 나는 침대에서 일어나 아래층으로 내려가서 우리 기숙사의 다른 학생들과 함께 건물 밖에서 대기해야 했다. 화재 경보기란 사람들에게 위험을 경고하기 위해 만들어놓은 것이다.[1] 그러니 쉽게 무시할 수 있는 수준이었다면 제 역할을 다했다고 볼 수는 없을 것이다.

"통증을 무시하라"는 조언이 아무 쓸모가 없는 이유가 바로 화재 경보기처럼 통증 또한 위험을 알리는 신호이기 때문이다. 통증도 도저히 그냥 무시할 수 없도록 설계되었다. 통증의 유일한 목적은 어딘가 문제가 생겼다는 것을 알리기 위함이다. 그리고 그것을 알릴 때 몸은 우리가 반드시 귀를 기울일 수밖에 없도록 만든다.

··· 삐끗 + 뇌 = 통증!

달리기 중인 자신의 모습을 상상해 보라. 날씨는 화창하다. 가젤처럼 빠르고 우아하게 달리면서 아침의 산들바람과 얼굴에 닿는 따스한 햇살을 만끽하는 당신. 헤드폰에서는 브루스 스프링스틴 Bruce Springsteen(미국의 대표적인 록 가수—옮긴이)의 히트곡이 울려 퍼진다. 인생이 아름답기만 하다. 갑자기 나무뿌리에 발이 걸려 왼쪽으로 몸이 쏠리며 넘어지기 전까지는. 발목에서 날카롭게 찌릿함이 느껴진다. 발목을 삔 것이다.

아프고 불쾌한 느낌이 들긴 하지만, 이때 발생한 통증은 당신을 도우려는 신호이다. 뇌가 이렇게 말하고 있는 것이다. "발목이 더 크게 손상될 위험에 처했습니다. 그러니 다 나을 때까지 잠시 쉬어주세요." 통증이 없었다면 당신은 발목을 삐었다는 사실을 모른 채 계속 달렸을 것이고, 결국 더 심하게 다치고 말았을 것이다.

기분 좋은 감각은 아니지만, 그래도 통증은 중요하다. 제대로 작동할 경우 우리 몸이 상하지 않게 지켜주는 역할을 하니까 말이다. 또한 1장에서 언급한 바와 같이 단순한 듯 느껴져도 사실 통증은 대단히 복잡한 것이다.[2] 조금 전 아침 달리기에서 무슨 일이 일어난 것인지 좀 더 자세히 들여다보자.

산들바람이 불고, 햇살은 빛나고, 스프링스틴의 히트곡은 울려 퍼지고, 그러다가, 그러다가…… 쿵, 당신이 넘어졌다.

왼발이 땅에 닿는 순간, 발목의 감각 수용체가 충격을 감지하고 척수로 신호를 보낸다. 아직은 아프지 않다.

신호가 척수를 타고 올라가 뇌로 들어간다. 아직은 아프지 않다. '통증 표지'에 해당하는 마흔네 곳의 뇌 부위가 연합해 척수에서 올라온 신호를 처리하고 통증의 감각을 발생시킨다. 이제 아프다!

당신은 달리던 것을 즉시 멈추고 절뚝거리며 공원의 벤치로 가서 앉는다. 얄궂게도 브루스 스프링스틴의 노래 〈Born to Run〉('달리기 위해 이 세상에 태어났다'는 뜻—옮긴이)이 흘러나오는 것을 들으며 당신은 발목 상태를 살핀다.

이렇게 발목에서 올려 보낸 위험 신호에 뇌가 반응한 결과가 곧 통증이었다. 통증이란 몸과 뇌가 나누는 대화와도 같다. 그런데 어느 대화에서나 그렇듯 가끔은 오해가 생기기도 한다.

••• 선 세계를 들썩이게 한 도발

1956년, 냉전이 한창이고 미국과 소련 사이에 팽팽한 긴장이 감돌던 시기, 모스크바 주재 폴란드 대사관에서 열린 한 연회에서 양국 관계가 훨씬 더 악화될 뻔했다. 그날 소련의 국가 원수였던 니키타 흐루쇼프Nikita Khrushchev 서기장이 서방 외교관들을 상대로 연설에 나섰다. 연설을 끝맺는 그의 마지막 말이 듣는 이들을 격분시켰고, 무려 13개국의 외교 사절들이 즉시 자리를 박차고 나가버렸다. 흐루쇼프의 발언은 고작 네 마디에 지나지 않았지만 다음날 전 세계 주요 신문의 1면을 차지했다. 대체 어떤 말이었길래 그토록 엄청난 파장을 불러일으켰을까?

"우리가 당신들을 묻어버릴 것이다!"(We will bury you!)

미국인들은 핵으로 무장한 초강대국의 지도자가 자신들을 파괴하고 싶어 한다는 사실에 충격을 받았다. 양국 간 긴장이 최악의 국면으로 치달았다. "우리가 당신들을 묻어버릴 것이다!"는 대놓고 윽박지르는 위협이었고, 미국은 그 메시지를 똑똑히 전해 들었다. 딱 하나 문제가 있었다. 흐루쇼프는 애초에 그런 말을 한 적이 없었다. 오늘날의 번역가들은 흐루쇼프의 발언이 잘못 옮겨졌고, 원래의 뜻은 "우리가 더 오래 살아남을 것이다!"(We will outlast you!)였을 것이라고 말한다.

처음 전해진 발언과는 차이가 크다. 핵으로 끝장내겠다는 위협이라기보다는 자신감의 표현으로 들린다. 한 문장은 공포를 조장하는 것이고, 다른 한 문장은 그저 조금 거들먹거린 정도이다. 별 뜻 없던 체제 자랑이 미세한 오역 때문에 핵 균형을 뒤흔드는 위험 신호로 둔갑한 것이다.

흐루쇼프의 통역사가 그랬던 것처럼 우리의 뇌도 완벽하지 않다. 때때로 몸이 보내는 신호를 잘못 해석하곤 한다. 신경가소성 통증은 이러한 오해의 결과이다. 몸이 보내는 정상적인 메시지를 뇌가 위험한 것으로 잘못 해석해서 신경가소성 통증이 생기는 것이다. 몸은 괜찮은데, 그와 상관없이 뇌가 통증을 만들어낸다. 다시 말해 신경가소성 통증은 잘못 울린 경보음이다.

뇌의 착각, 갑작스러운 통증

1995년 《영국 의학 저널 British Medical Journal》에 15센티미터 길이의 못 위로 잘못 뛰어내린 건설 노동자의 사례가 보고되었다. 으악! 못이 그의 작업화를 관통해 반대편으로 튀어나왔다. 그는 극심한 고통을 호소했다.

동료들이 서둘러 그를 응급실로 데려갔고, 의사들은 조심스럽게 못을 뽑았다. 얼마나 다쳤는지 확인하려고 작업화를 벗긴 순간 그들은 깜짝 놀라고 말았다. 출혈도 없고, 찔린 부위에 외상도 없었으며, 심지어 긁힌 자국도 하나 없었다. 기적적으로, 못이 그의 발가락 사이를 뚫고 지나갔기 때문이었다!

그렇다면 건설 노동자는 어째서 통증을 느꼈던 걸까? 그는 못이 자신의 신발을 관통하는 것을 두 눈으로 직접 보았고, 그래서 본인이 크게 다쳤음에 틀림없다고 짐작했다. 이 믿음은 그의 뇌가 몸의 신호를 처리하는 방식을 바꿔버렸다. 발은 그냥 정상 신호를 보내고 있었을 뿐이다. 양말의 감촉, 작업화가 얼마나 꽉 끼는지, 발가락 사이에 못이 들어온 낯선 느낌 같은 것들 말이다. 이러한 감각은 하나도 해로울 것이 없었지만 그의 뇌는 위험 신호를 예상하고 있었고, 그 결과 발에서 받은 정상 신호 하나하나를 통증, 통증, 통증으로 처리해 버렸다.[3]

그 건설 노동자에게 일어난 일은 기이한 사건이었지만, 과학자들은 그 같은 체험을 실제로 재현할 수 있었다. 텍사스 의과대학의 연구원들은 이러한 연구를 위해 실험에 참가할 인원을 모집했다. 뇌를 속여 통증을 느끼게 하는 일이 가능한지 알아보는 것이 목적이었다. 먼저 실험 대상자의 머리에 전극電極을 부착하고, 이를 기계 장치에 연결시켰다. 그리고 기계가 실험 대상자의 머릿속으로 전류를 흘려보내 일시적인 두통을 유발할 것이라고 설명했다. 하지만 그것은 모두 속임수였다. 기계는 아무것도 하지 않았다. 다만 그럴듯하게 보이기 위해 기계에 '충격 발생기'라고 크게 써 붙였다.(텍사스 사람들은 섬세함과는 거리가 먼 것으로 알려져 있다.)

연구진이 기계의 전원을 켰다. 진짜 작동하는 것처럼 보이도록 근처에 설치한 스피커로 웅웅거리는 소리까지 냈다. 참가자들은 머릿속으로 전류가 흘러 들어온다고 생각했다. 과연 무슨 일이 일어났을까? 그들은 통증을 느꼈다![4] 건설 노동자의 경우와 똑같이 실험 참가자들의 뇌도 착각을 일으킨 것이다. 몸은 안전하고 정상적인 신호를 보냈을 뿐인데, 뇌는 그것을 통증으로 처리했다. 어째서 뇌는 이런 식으로 신호를 잘못 해석하는 걸까? 그에 대해서는 3장에서 답하겠다.

지금 중요한 사실은 뇌에서 통증을 처리하는 부위가 완벽하지 않다는 것이다. 그 부위들은 때때로 실수를 저지른다. 물론 어쩌다 한 번 실수하는 정도야 크게 문제가 되지는 않는다. 진짜 문제는 뇌가 실수를 저질렀는데 그것이 사라지지 않을 때 생긴다.

변화하는 우리의 뇌

검은꼬리누는 아프리카에 사는 몸집이 큰 영양으로, 뿔이 구부러져 있고 몸에 푸르스름한 회색빛이 도는 것이 특징이다. 다 자란 검은꼬리누는 풀을 뜯고, 이동하고, 포식자에게 잡아먹히지 않기 위해 애를 쓰는 등 매우 평범한 모습이다. 하지만 검은꼬리누 새끼들은 놀랍기 그지없다.

누의 새끼들은 안전을 위해 무리의 한가운데서 태어나지만 오래 보호할 필요가 없다.[5] 새끼 누는 태어난 지 평균 6분 정도 지나면 스스로 설 수 있고, 30분 안에 걷기 시작하기 때문이다. 심지어 하루가 지나면 하이에나보다 빨리 달릴 수 있다! 하이에나가 시속 48킬로미터에서 56킬로미터 내외로 달리는 것을 생각할 때 이는 대단한 능력이라고 할 수 있다. 참고로 육상 단거리 종목에서 올림픽 금메달 여덟 개를 딴 우사인 볼트Usain Bolt의 경우 시속 최대 44.16킬로미터의 속도를 낼 수 있는 것으로 기록되었다. 태어난 지 하루밖에 안 된 새끼 누가 현존하는 가장 빠른 인간보다 더 빠른 것이다.

그에 비하면 인간의 아기는 영 보잘것없다. 토실토실하고 귀여운 건 확실하지만, 갓 태어난 아기가 할 수 있는 것이란 거의 아무것도 없다. 24시간 뒤 아기는…… 여전히 아무것도 못한다. 오해는 하지 말기 바란다. 내가 제일 좋아하는 친구들도 대부분 인간이지만 무조건 인간 편을 들 수는 없다. 솔직히 우리는 거의 아무것도 할 줄 모르는 채로 태어난다.

그래도 괜찮다. 왜냐하면 우리는 훨씬 더 좋은 것을 지니고 태어나기 때문이다. 새로운 능력을 배우는 데 탁월한 커다랗고 아름다운 '뇌'가 바로 그것이다.[6] 몇 분이 아니라 몇 달이 걸리긴 하지만 우리는 일어서는 법을 배운다. 생후 30분 안에는 불가능하지만 이내 우리는 걷고 마침내 달리기 시작한다. 검은꼬리누보다 빠르게 달리지는 못하겠지만 다른 방식으로 그들을 뛰어넘는다. 우리는 읽고 쓰는 법, 자동차를 운전하는 법, 서머 타임을 반영해 알람 시계를 새로 맞추는 법 등을 배운다. 단 한 번에 잘 해낼 수는 없지만 연습을 통해 익혀나간다.

인간의 뇌는 얼마든지 배우고, 변화하고, 발달할 수 있다는 점에서 놀랍다. 얼핏 마법처럼 신기하게 들리지만, 생물학의 기본 원리가 그렇다. 뇌는 서로 이야기를 나누는 신경 세포들인 '뉴런neuron'의 집합체이다. 뉴런은 어떻게 이야기를 나눌까? 짧은 전기 신호를 쏘아 보내는 방법을 쓴다. 그리고 서로 간에 대화가 많이 오갈수록 점점 더 신호를 잘 전달하게 된다.

처음으로 걸음마를 하는 아기를 생각해 보자. 아기의 어린 뇌는 무엇을 해야 할지 전혀 모른다. 뇌 속의 뉴런들이 신호를 발사해 다른 뉴런들을 깨워보지만, 처음 하는 것이기 때문에 그 패턴이 낯설고 어설프다. 아기는 넘어진다. 하지만 단단히 마음을 먹은 아기가 한 번 더 시도한다. 이번에는 작고 깜찍한 뉴런들 사이의 연결이 조금 더 튼튼해진다. 아기의 움직임이 살짝 더 안정된다. 아기가 걸음마를 연습하면 할수록 특정 뉴런들끼리의 협력이 점점 더 좋아진다. 결국 아기의 뇌는 딛고 일어나, 무게 중심을 살짝 앞으로 기울인 상태로, 균형을 유지하며 한 발짝 한 발짝 떼는 법을 배운다. 충분한 반복을 거치면 이 과정이 자동화되어 아기는 걸음에 대해 생각할 필요도 없이 걷게 된다.

과학자들이 즐겨 말하듯, "함께 발화하는 뉴런들은 함께 연결된다."(Neurons that fire together, wire together.)[7] 이러한 뉴런 패턴 혹은 '신경 경로neural pathway'가 연결되면 복잡했던 작업들이 손쉽게 느껴진다. 신발끈 묶기, 기타 연주, 자연스러운 셀카 찍기 등도 그다지 어렵지 않게 되는 것이다.

통증을 학습하다

우리의 뇌는 쓸모 있는 기술을 배우는 데도 뛰어나지만, 나쁜 습관을 익히는 데도 그만큼 뛰어나다. 통증이 대표적인 예이다. 뇌가 통증을 거듭 되풀이하여 겪으면 해당 뉴런들 사이에 '연결'이 생겨나 점점 더 쉽게 활성화가 이루어진다. 이것은 안타깝게도 뇌가 점점 더 통증을 잘 느끼게 된다는 뜻이다. 뇌가 통증을 지나치게 잘 느끼게 되면 병은 만성으로 간다. 다시 말해 우리의 뇌가 의도치 않게 '통증을 느끼는 법'을 학습해 버릴 수 있는 것이다.

그것이 곧 '신경가소성 통증neuroplastic pain'이라는 용어의 기원이다. 'neuro'(신경)란 뇌와 기타 신경계를 일컫는다. 'plastic'(가소성)은 발달이나 변화가 일어났음을 뜻한다. 그러므로 신경가소성 통증은 '만성 통증을 강화하는 방식으로 뇌가 변했을 때' 생긴다.[8]

지난 몇 년 사이 이루어진 가장 중요한 통증 연구 중 하나에서 그같은 과정이 실제로 일어나는 모습을 포착하였다. 연구자들은 근래에 허리를 다친 사람들을 추적 관찰했다. 처음에 그들의 통증은 뇌의 일반적인 통증 처리 영역에서 활성화되었다. 하지만 통증이 만성으로 진행되자 뇌의 활동은 '기억' 및 '학습'과 관련된 영역으로

옮겨갔다.⁹

신경가소성 통증은 근본적으로 다른 종류의 통증이다. 그것은 뇌가 지나치게 잘 학습한 나머지 완전히 고착되어 버린 통증이다. 좋은 소식은 뇌가 통증을 학습learn한 만큼 그 학습 내용을 잊어버리게 unlearn 하는 것도 가능하다는 것이다. 통증 재처리 요법은 바로 몸이 보내는 신호를 올바르게 해석할 수 있도록 뇌를 재훈련하는 것이다. 그 결과 시간이 지나면서 뇌의 신경 회로에 변화가 생기고 통증은 비활성화된다.

일반 통증일까, 뇌에서 오는 통증일까?

일반 통증과 신경가소성 통증의 차이에 대해 알고 나면 다음의 질문이 뒤따를 것이다. 내가 느끼는 통증이 둘 중 어느 쪽인지 어떻게 알 수 있을까? 나는 수많은 통증 환자들을 만나왔는데, 환자들을 만나면 처음으로 하는 일 중 하나가 그들의 증상이 신경가소성에 의한 것인지 아니면 신체 구조적 문제로 인한 것인지 판별하는 일이다. 나는 그들에게 다음과 같은 질문들을 던진다.

- 의학적 치료를 받았지만 효과가 없었거나 일시적으로만 통증이 완화되었나요?

- 살면서 스트레스가 많은 시기에 통증이 시작되었나요?
- 몸의 여러 부위에 증상이 있나요?
- 언제 어디가 얼마나 아픈지가 일정하지 않고 들쭉날쭉한가요?
- 통증에 대해 자주 혹은 끊임없이 생각합니까? 하루 종일 통증에 신경이 쓰이나요?

이게 잡지에 나오는 퀴즈처럼 '네'라고 응답할 때마다 5점씩 매길 수 있다면 좋겠다. 하지만 문제는 그리 간단하지 않다. 명확히 답할 수 있는 체크리스트 같은 것은 존재하지 않는다. '네'라고 응답할 경우 신경가소성 통증과 관련이 있을 수 있지만, 우리는 환자 각각의 사례를 보면서 한 명씩 개별적으로 평가한다.

1장에서 언급한 것처럼 신체 구조적 문제로 인한 만성 통증보다는 신경가소성 만성 통증 쪽이 더 흔하다.

얼마나 더 흔할까?

볼더 요통 연구 당시, 치료 그룹에는 50명이 속해 있었다. 당시 통증 전문의인 하워드 슈비너 박사가 의료 면담을 실시했고, 나는 좀 더 일반적인 평가를 진행했다. 우리의 초기 평가, 그리고 치료를 진행하면서 수집한 증거들에 비춰보면 신체 구조적 문제 때문에 유발되었다고 판단되는 만성 요통 사례는 한 건도 없었다. 50명 가운데 단 한 명도!

이렇게 생각할 수도 있을 것이다. "당연히 전부 신경가소성 통증이라고 생각했겠지. 신경가소성 통증 전문이니까. 손에 든 게 망치 뿐이면 세상 모든 게 못으로 보이는 법이야." 하지만 의심이 많은 분들이여, 그것은 전혀 사실과 다르다. 우리는 일부 환자들의 경우 구조적으로 비롯된 통증을 가지고 있으리라 예상하며 연구에 착수했다. 그러나 그런 사례를 단 한 건도 찾아볼 수 없어서 우리 스스로가 누구보다 놀랐다. 엑스레이나 MRI상 주목할 만한 점이 눈에 띄던 환자들조차 신경가소성 통증을 앓고 있는 것으로 판명되었다. 통증 재처리 요법으로 치료한 결과 고질적이던 그들의 통증을 완전히 없앨 수 있었기 때문에, 우리는 그들의 통증이 신경가소성이었다고 확실하게 말할 수 있다.

환자 중 한 명은 73도 각도로 휜 척추측만증을 갖고 있었다. 기본적으로 척추가 대문자 S자 모양으로 크게 휘어져 있었지만, 연구가 끝날 무렵 그녀는 모든 증상을 극복해 냈다.

또 다른 환자는 대학 시절 미식 축구팀 수비수였다. 상대팀 최전방 공격수들에게 전속력으로 달려가 몸을 부딪치는 생활을 몇 년이나 계속했다. 그런 생활을 해온 결과 이 환자는 두 개의 커다란 디스크 탈출과 부분 신경근 압박을 갖게 되었다. 그는 지난 30년 동안 앉고 서고 걸을 때마다 심한 통증에 시달렸다.

이러한 신체적 문제에도 불구하고 그는 치료를 마쳤을 때 통증에서 완전히 해방되었다.

볼더 연구는 요통에 초점을 맞춰 진행된 것이지만, 온갖 형태의 통증을 치료하며 축적된 나의 경험 또한 결론이 이와 별반 다르지 않다. 대부분의 경우 신체적 문제로 야기된 통증은 만성으로 가지 않는다. 통증이 완전히 사라지거나, 의학적 치료에 반응을 보인다. 대부분의 만성 통증은 신경가소성 통증이다.[10]

그러나 나는 결코 절대론자가 아니다. 어떤 환자들은 실제로 신체 구조적 문제로 인한 만성 통증을 겪는다. 충분한 근거 없이 당신의 통증이 신경가소성이라고 단정해서는 안 되며, 철저하게 살펴보는 것이 중요하다. 당신의 통증이 신경가소성 통증인지 몸의 물리적 문제에서 비롯된 것인지 판단하는 데 도움을 주고자 책의 뒷부분에 부록을 마련해 두었다.

결론: 통증은 이롭고, 신경가소성 통증은 해롭다

보통의 경우 통증은 도움이 된다. 기분 좋은 감각은 아니지만 우리 몸을 지켜주는 중요한 위험 신호 역할을 한다. 그 반면 신경가소성 통증은 착오이다. 몸이 보내는 안전한 신호를 뇌가 위험한 것으로 착각해서 생기는 것이 신경가소성 통증이다. 그래서 몸에 별다른 문제가 없을 때에도 아프다고 느끼게 된다.

우리 뇌의 학습 능력이 워낙 뛰어나기 때문에 신경가소성 통증이 고착되는 결과를 낳는다. 통증은 관련 뉴런들이 서로 연결되게 만들고, 이는 더 큰 통증으로 이어진다.

신경가소성 통증을 없애려면 애초에 뇌가 왜 안전한 신호를 잘못 해석했는지 들여다봐야 한다. 뇌가 그토록 결정적인 착오를 저지른 이유를 이해하면 그것을 막는 데 제대로 집중할 수 있기 때문이다. 그러고 나면 뇌의 놀라운 유연성을 활용해 새로운 신경 경로를 만들어가는 일이 가능해진다. 통증 재처리 요법을 통해 뇌의 신경 회로를 변화시키고 고통스러운 증상들을 탈학습시킬 수 있는 것이다.

그렇다면 신경가소성 통증의 근본 원인은 무엇일까?

우리의 뇌는 왜 이런 착각을 일으킬까?

통증을 지속시키는 '연료'는 무엇일까?

바로 두려움이다.

3
두려움 이외에 두려워할 것은 아무것도 없다

"제가 낫지 않는 유일한 사람이면 어떡하죠?"

나는 만성 목 통증을 지닌 새로운 환자 조Joe와 내 진료실에 마주 앉아 있었다.(이 책에 등장하는 환자 사례는 모두 책에 실어도 좋다는 사전 허락을 받았다. 개인 정보 보호를 위해 이름은 가명을 사용했다.) 그가 얼마나 불안에 시달리는지가 느껴졌다.

"나으실 거라고 저는 확신해요. 치료에 아주 적합한 케이스거든요." 내가 말했다.

"나았다가 나중에 통증이 재발하면 어떡하죠?" 걱정 가득한 질문이 되돌아왔다.

조의 머릿속에선 무서운 생각이 꼬리에 꼬리를 무는 듯했다.

"만에 하나 그런 일이 생긴다고 해도, 다시 낫게 될 겁니다." 내가 말했다. "아주 의욕적으로 치료에 임하려고 하시니까요."

갑자기 그의 눈이 커다래졌다. "제가 의욕이 너무 지나친 걸까요?"

조는 두려워하고 있었다.

유사 이래, 셀 수 없이 많은 위대한 사상가들이 두려움의 본질을 파헤쳤다. 간디는 두려움이 우리의 적이라고 말했고,[1] 만델라는 극복해야 할 도전이라고 느꼈다.[2] 요다 Yoda는 두려움을 "어둠으로 가는 길"이라고 말했다.[3]

하지만 핵심으로 들어가 보면 두려움은 단순한 것이다. '위험에 빠졌다'고 생각할 때 느끼는 감정, 그것이 바로 두려움이다. 두려움은 보편적인 것이며, 우리 모두가 그것을 매일 경험한다.

운전하다 백미러를 봤는데 경찰차가 바로 뒤에 있었다는 걸 알았을 때의 느낌? 두려움이다.

전 애인의 SNS에 들어가 실수로 '좋아요'를 눌렀을 때의 느낌? 두려움이다.

휴대 전화가 손에서 미끄러져 변기에 빠졌을 때의 느낌? 두려움이다.(최근 인스타그램 중독 상태였다면 차라리 잘된 일일지도 모른다고 약간은 안심힐 수도 있다.)

두려움은 우리를 고도의 경계 상태로 이끈다. 그것은 우리의 뇌가 "위험! 위험! 위험!"이라고 외치는 방식이다.

사자와 얼룩말과 두려움, 오 이런!

얼룩말 두 마리를 떠올려보라. 한 마리는 '소심쟁이 닉'이고, 다른 한 마리는 '용감무쌍 프랭크'다. 이름에서 짐작할 수 있듯이 소심쟁이 닉은 겁이 많다. 닉은 늘 두려움에 차 있고, 바짝 곤두서서 경계 태세를 유지한다. 위협의 조짐은 없는지 끊임없이 초원을 살핀다. "얘들아, 방금 그 소리 못 들었어?"가 그의 좌우명이다.

그 반면 용감무쌍 프랭크는 제 집 앞마당인 양 편안하게 이리저리 초원을 뛰어다닌다. 긴장감이라고는 찾아볼 수 없다. 지금은 태평하게 풀을 뜯고 있는데 곧 늘어지게 낮잠을 잘지도 모른다.

언뜻 보기에는 용감무쌍 프랭크가 잘살고 있는 것처럼 보인다. 아무 걱정도 없어 보이던 고등학교 시절의 멋진 그 녀석 같다. 다만 그 친구에겐 복도를 걷다 사자의 습격을 받아 잡아먹히는 일 같은 건 없었다. 하지만 프랭크에게는 지금 막 그런 일이 일어났다. 스스로를 보호해 줄 '두려움'이 없었기 때문에 프랭크는 사자가 눈앞에 닥칠 때까지 알아차리지 못한 것이다.

소심쟁이 닉은 어땠을까? 5분 전, 덤불 속에서 무언가 미세하게 바스락거리는 소리가 들리자 닉은 그 자리에서 쏜살같이 달아났다. 빈틈없이 경계한 덕분에 닉은 소심한 모습으로 또 하루를 더 살게 된 것이다.

두려움 덕분에 닉은 위험에 더 민감할 수 있었고, 그 결과 작은 위협까지도 감지해 냈다. 그것이 두려움의 역할이다. 이는 얼룩말에게만 그런 것이 아니라 인간에게도 똑같이 적용된다. 두려움이라는 감정이 위험을 인식하게 해주고, 우리를 보호할 목적으로 잠재적 위협을 더 크게 증폭시킨다. 두려움에 휩싸이면 소리가 더 크게 들리는 것 같고,[4] 경계 수위가 높아지면 사람들은 냄새에도 더 예민해진다.[5]

그런데 두려움이 증폭시키는 것은 우리의 감각만이 아니다. 두려움은 통증 같은 위험 신호도 크게 증폭시킨다.

이 같은 사실은 한 연구팀이 무서운 사진과 뜨거운 금속 탐침을 이용해 증명한 바 있다.[6] 정말 재미있는 실험이었다! 실험은 참가자들이 여러 장의 사진을 훑어보는 동안 그들의 피부에 무작위로 뜨거운 자극을 가하는 방식으로 진행되었다. 일부 사진은 공포를 유발하는 것이었고, 나머지는 중립적인 이미지의 사진이었다. 모든 자극은 동일한 강도였음에도 실험 참가자들은 무서운 사진을 보고 있을 때 더 큰 통증을 느꼈다.

더 흥미로운 점은 자극을 주지 않았는데도 참가자들이 통증을 느낀 경우가 이따금씩 있었다는 사실이다.[7] 이러한 현상은 실험 참가자들이 무서운 사진을 볼 때에만 발생했고, 중립적인 사진을 볼 때는 나타나지 않았다. 사진이 불러일으킨 두려움이 그들의 뇌를 고도의 경계 상태로 만들었고, 이로 인해 금속 탐침이 전혀 닿지 않았는데도 통증을 느낀 것이다.

　이것이 신경가소성 통증을 이해하는 열쇠이다. 고도의 경계 상태에 있다 보면 몸이 보내는 신호를 인지하는 방식에 변화가 생길 수 있다. 즉 두려움이 통증을 자아낼 수 있는 것이다.

　이 장에서 나는 두려움의 기원에 대해, 그리고 왜 어떤 이들은 높은 경계 태세를 계속 유지하는 경향이 있는지에 대해 설명하려고 한다. 그런 다음 어떻게 두려움이 통증으로 바뀔 수 있는지를 보여주는 사례 세 가지를 소개할 것이다. 마지막으로 두려움이 신경가소성 통증을 악순환의 고리에 빠뜨리는 방식에 대해서, 또 그에 대한 우리의 대처 방식은 어떠해야 하는지에 대해서 안내하고자 한다.

근원에 다가가다

　끊임없이 높은 경계 태세를 유지하는 것은 세렝게티에서 사자를 피하고자 할 때는 유용한 전략이다. 그러나 현대 사회를 살아가는 우리에게 지나친 두려움과 경계심은 삶을 더욱 힘들게 하고 통증을 훨씬 악화시키는 짐이 된다. 그렇다면 이 모든 두려움은 어디에서 온 걸까?

　우리를 고도의 경계 상태로 몰아넣는 요인은 매우 다양하다.

　내가 치료한 환자들 중 일부는 통증이 처음 생겼을 때 스트레스가 매우 심한 상황이었다. 업무 강도가 높은 일을 막 시작했거나, 오래 만난 연인과 최근 헤어진 경우도 있었다. 기쁘고 즐거운 상황조차 우리의 경계 수준을 높일 수 있다. 결혼식을 몇 주 앞둔 상황에서 통증이 발생한 환자들도 있었고, 승진 직후에 통증이 시작된 사람들도 여럿 만났다. 좋은 쪽이든 나쁜 쪽이든 삶에 큰 변화가 닥칠 때 스트레스가 발생하고, 이것이 우리의 뇌를 고도의 경계 상태로 이끄는 것이다.

어떤 환자들은 당면한 스트레스 요인보다는 지난 과거의 일로 인해 더 크게 영향을 받는다. 불화가 심한 가정에서 자랐다든가, 학교생활에 잘 적응하지 못했다거나, 따돌림을 당한 경험이 있거나 한다면, 이런 사람들은 더 쉽게 두려움에 빠지는 경향이 있다. 어린 시절 이런 유형의 어려움을 겪으면 삶이란 안전하지 않다는 막연한 불안감이 성인이 된 이후까지 지속될 수 있기 때문이다. 연구에 따르면 생애 초기에 스트레스를 겪은 사람들은 두려움에 더 민감한 경향을 보인다.[8]

마지막으로 특정 행동이 자신도 모르는 사이 우리를 고도의 경계 태세로 내몰 수 있다. 내가 환자들에게서 계속해서 보게 되는 것들로, 두려움을 자극해 신경가소성 통증을 악화시키는 세 가지 습관이 있다. 바로 걱정하기, 스스로에게 과도한 압박을 가하기, 그리고 자기 비판이다. 이러한 습관이 어떻게 고도의 경계 상태로 이어지는지 하나씩 살펴보도록 하자.

걱정

"푸, 우리가 나무 밑에 있을 때 나무가 쓰러지면 어떻게 해?" 피글렛이 물었다.

"그런 일은 없을 거야." 곰돌이 푸가 말했다.[9]

많은 이들이 피글렛처럼 일어날 수 있는 일, 일어날지도 모르는 일, 이미 일어난 일들에 대해 걱정한다.

"상사가 나한테 화났나?"

"잠을 푹 잘 수 있을까?"

"치아 사이에 시금치가 끼어 있는 거 아닐까?"

직장에 관한 것이든, 개인 일정에 관한 것이든, 구강 위생에 관한 것이든, 모든 걱정은 위험하다는 느낌을 증폭시키며 뇌를 고도의 경계 상태로 몰아넣을 수 있다.[10]

스스로를 향한 과도한 압박감

환자들에게 자신을 지나치게 몰아붙이는 것 같다고 말을 꺼내면, 흔히 이런 반응이 되돌아온다. "선생님 말씀이 맞아요. 당장 그 버릇 고쳐야겠어요!" 하지만 당연하게도, 몰아붙이지 않는 쪽으로 자신을 몰아붙이려는 결심은 썩 좋은 전략이 아니다.

우리는 '완벽'을 아주 중시하는 문화 속에서 살고 있다. 그러니 많은 이들이 스스로를 심하게 압박하는 것도 놀랄 일은 아니다.

"시험에서 A를 받아야만 해!"

"결혼식 전에 살을 3킬로그램 빼야겠어!"

"하루에 20분씩 명상을 할 테야!"

이러한 생각 자체는 아무 문제가 없어 보이지만, 압박감은 뇌에서 두려움과 경계심을 관장하는 영역을 자극한다. 이런 압박감이 우리를 고도의 경계 상태로 만들고 두려움에 빠져 살게 하는 것이다.[11]

자기 비판

클로드 모네Claude Monet는 역사상 가장 유명한 화가 중 한 명이다. 인상주의의 아버지로 불리는 그의 작품들은 어마어마한 액수에 팔렸다. 하지만 그런 재능과 성공에도 불구하고 모네는 가혹한 자기 비판을 일삼았다. 스스로를 두고 모네가 했던 말들이다.

"나는 대단한 화가가 못 돼."

"멍청한 실수만 해대는구만."

"지금 하고 있는 작업은 그저 끔찍할 뿐이야."

"내 인생은 온통 실패뿐이야. 이제 남은 일이라곤 이 땅에서 사라지기 전에 내 그림을 모조리 없애버리는 것밖에 없어."

맙소사.

프랑스 총리가 모네를 '투덜 대마왕'이라고 부른 것도[12] 전혀 놀랍지가 않다.

모네가 그랬던 것처럼 많은 만성 통증 환자들이 스스로를 가혹하게 대한다. 자신이 이룬 것은 보지 않은 채 사소한 실수에도 크게 자책한다. 그런데 자기 비판은 툴툴거리는 성격 이상의 문제를 낳는다. 바로 뇌를 과도한 경계 상태로 이끄는 것이다.[13] 신경과학자들은 비판이 뇌의 위협 반응 시스템을 활성화한다는 사실을 밝혀냈다. 그러므로 자기 비판 또한 두려움을 촉발하는 또 하나의 방아쇠가 되는 것이다.

통증으로 들어가는 길

높은 수준의 두려움은 신경가소성 통증의 발단이 된다. 그러나 통증 자체는 사람마다 다르게 시작될 수 있다.

신경가소성 통증은 어딘가를 다쳐서 시작되기도 하고, 난데없이 생기기도 한다. 갑작스럽게 나타날 수도 있고, 천천히 점진적으로 진행될 수도 있다. 스트레스를 많이 받을 때 나타나기도 하고, 특별히 어려울 게 없는 평온한 때에 일어날 수도 있다.

각기 다른 방식으로 통증이 진행된 세 환자의 사례를 통해 이 점을 살펴보도록 하자.

점진적 발병

멜라니는 걱정 많은 어머니와 불안이 심한 아버지 밑에서 자랐다. 그런 환경에서 자란 탓에 그녀도 걱정을 붙들고 사는 사람이 되었다.

첫 데이트가 잘 되지 않으면 생각했다. "평생 아무도 못 만나고 결국 혼자 남으면 어떡하지?"

첫 데이트가 잘 되면 생각했다. "사랑하는 사이가 됐는데 저 사람이 바람을 피우면 어떡하지?"

27년을 전전긍긍하며 두려움 속에 살아오던 끝에 멜라니는 긴장성 두통 증세를 보이기 시작했다. 처음에는 일주일에 한두 번 정도 나타나다가, 몇 달 뒤에는 만성이 되었다.

그녀는 사람들과 어울리기를 그만두었다. 괜찮은 척 행동하려면 기력이 너무 많이 소모되었기 때문이었다.

그 후 열 달 동안 멜라니는 집에 틀어박혀 지냈다. 인생의 낙이라 곤 없어 우울했고, 통증이 평생 사라지지 않을까봐 무서웠다.

스트레스가 심한 상황

레아는 바이올린 신동이었다. 그녀는 열여섯 살에 미국 최고의 음대 교육 과정에 합격했다. 하지만 집에서 멀리 떠나 나이 차이가 많이 나는 학생들과 기숙사에서 지내는 생활이 버겁게만 느껴졌다. 입학한 지 한 달 정도 되었을 무렵, 팔과 손목에 심한 통증이 찾아오더니 바이올린 활을 드는 것조차 어려울 정도가 되었다. 새로운 환경에서 압박이 심한 생활을 해야 하는 데 따른 스트레스가 그녀를 과도한 경계 상태로 내몰았고, 결국 신경가소성 통증을 촉발한 것이다.

증상이 악화될까봐 걱정스러웠던 레아는 그 후 7년 동안 바이올린을 연주하지 않았다.

초기 부상

제임스는 근무 시간도 길고 책임지고 관리해야 할 업무도 끊이지 않는 고강도의 직업에 종사했다. 받은 메일을 읽는 속도보다 더 빨리 새로운 메일이 쌓여갔다. 그는 주말마다 농구를 하며 스트레스를 풀었다. 그러던 어느 날 농구를 하다가 허리를 심하게 삐끗하고 말았다. 걸어도 아프고, 앉아도 아프고, 서 있을 때를 빼고는 뭘 해도 아팠다.

한두 주가 지나자 근육의 염좌는 회복되었지만, 통증은 사라지지 않았다. 제임스는 허리 통증에 집착하게 되었다. 직장에서는 찜질팩과 허리 쿠션을 사용했고, 통증이 나아졌는지 나빠졌는지 보려고 수시로 몸을 체크했다. 결국 그는 하루하루 버티기 위해 입식立式 책상을 사야만 했다.

두려워하거나, 두려워하지 않거나

살짝 결과부터 말하자면, 이 이야기들은 모두 해피 엔딩으로 마무리되었다. 세 환자 모두 지금은 통증으로부터 완전히 해방되었다. 멜라니는 다시 친구들과 어울리고, 레아는 음악을 가르치고 있다. 제임스는 입식 책상을 치우고 과거에 쓰던 책상으로 되돌아갔다.(확인해야 할 이메일이 쌓이는 것은 여전하지만 말이다.)

멜라니, 레아, 제임스는 각기 다른 경로로 통증이 시작되었다. 하지만 이들에게는 두 가지 중요한 공통점이 있었다. 첫째, 이들의 통증은 두려움에 포위된 상황에서 생겨났다. 둘째, 통증이 생기자 이들은 모두 동일한 방식으로 반응했다. 즉 세 사람 모두 통증 자체를 두려워하는 반응을 보인 것이다. 멜라니는 통증이 영영 사라지지 않을까봐 걱정했고, 레아는 통증이 심해질지도 모른다는 생각에 불안해했으며, 제임스는 자신의 허리 통증에 온통 사로잡혀 있었다. 이는 각기 다른 두려움의 모습들이다. 그리고 통증에 대한 두려움이 신경가소성 통증을 계속 지속시킨다.

2장에서 설명한 것처럼 신경가소성 통증은 착오에서 비롯한 것이다. 몸이 보내는 안전 신호를 위험한 것이라고 뇌가 잘못 해석할 때 신경가소성 통증이 찾아온다. 이는 잘못 울린 경보음과도 같다. 그런데 잘못 울린 경보음에 우리가 어떻게 반응하느냐에 따라 이야기는 완전히 달라진다. 통증에 대해 '두려움'으로 반응하면 통증은 더욱 강화된다. 이런 면에서 통증은 외부의 영향에 쉽게 휘둘리는 어린아이와도 같다.

안전 vs 위험

두 살짜리 내 조카는 믿기 힘들 정도로 기운이 넘친다. 걷는 법을 배우던 날 뛰는 법까지 한 번에 깨우치더니 그날 이후로는 어디든 뛰어다닌다. 하지만 신체의 협응協應 능력에 비해 마음이 앞선 나머지 자주 넘어지곤 한다. 조카가 넘어지면 꼭 주위 사람을 살피며 그들이 어떻게 반응하나 지켜보는 순간이 온다. 마치 사람들의 반응을 보고서야 자기 기분이 어떨지를 정하려는 것처럼 말이다.

누군가 허겁지겁 조카에게 달려가 걱정스러운 얼굴과 흥분한 말투로 "괜찮아?" 하고 물으면 조카는 이내 으앙 하고 울음을 터트린다. 자신이 크게 넘어졌다고 믿어 의심치 않는 것이다. 하지만 차분하게 "저런, 발을 살짝 헛디뎠나 보네"라고 하면 말이 끝나기도 전에 벌떡 일어나 다시 뛰기 시작한다.

우리가 반응하는 방식은 위험의 감각과 안전의 감각 가운데 하나를 강화한다. 신경가소성 통증의 경우에도 같은 원리가 적용된다.

통증은 위험 신호이다. 신경가소성 통증의 경우, 이 신호를 계속 켜둘지 아니면 그만 끌지를 결정하는 것은 우리의 반응 방식이다. 두려움으로 통증에 반응하면 그것이 위험하다는 메시지를 강화하게 되고, 그럴 때 통증은 멈추지 않고 이어진다.

두려움은 통증을 지속시키는 연료이다.[14]

네덜란드에서 진행된 한 연구에서 이것이 실제로 일어나는 현상임을 보여주었다.[15] 연구진은 허리 통증이 있는 사람들을 모집해, 통증에 대해 두려움을 얼마나 느끼고 있는지 측정했다. 6개월 뒤 추적 조사한 결과, 두려움 지수가 높았던 이들이 여전히 요통을 앓고 있을 가능성이 훨씬 더 높은 것으로 나타났다. 이러한 결과는 초기 통증의 강도나 통증의 지속 기간과는 전혀 상관이 없었다.

네덜란드의 연구진은 요통을 중심으로 살펴보았지만, 두통과 무릎 통증, 섬유근육통에 이르는 다양한 통증을 대상으로 한 수십 건의 연구들도 이와 똑같은 패턴을 보여준다.[16] 통증에 대한 두려움이 크면 클수록 통증이 지속될 가능성이 높은 것이다.

그리고 이는 안타까운 악순환으로 빠져들 수 있다.

피드백 루프에 갇히다

근사한 첫 데이트보다 좋은 것도 없을 것이다. 내 앞에 마주앉은 이 사람이 만난 지 얼마 안 됐는데도 마치 오래전부터 알고 지낸 사람 같다. 대화를 나눌 땐 죽이 척척 맞고, 눈빛을 나눌 땐 온 세상이 멈춘 듯하다. 디저트를 먹을 때쯤이면 이 사람과 아이는 몇 명이나 낳을까 생각하고 있을지도 모른다.

내 친구 크리스가 얼마 전에 몰리라는 여성과 데이트를 했는데…… 결과는 위와 정반대였다. 크리스와 몰리는 온라인에서 만났고, 몇 주 동안 메시지를 주고받았다. 문자상으로는 모든 게 좋았다. 재치 넘치는 농담과 가벼운 말장난도 오가고 이모티콘도 활발하게 나눴다. 더할 나위 없이 좋은 분위기였다.

첫 데이트를 하려고 만나던 날, 크리스는 기대에 부풀었다. 좋은 첫인상을 주고 싶었지만 너무나 떨리고 긴장이 됐다. 그러자 바로 끔찍한 악순환의 고리가 시작되었다.

처음에는 그다지 큰 문제가 아니었다. 크리스가 농담을 던졌는데 몰리가 웃지 않았다. 그래서 살짝 더 초조해진 크리스가 다른 이야기를 꺼냈는데, 그만 말이 좀 길어졌다. 몰리가 꼼지락거리더니 시계를 힐끗 보았다. 그러자 크리스는 진짜로 당황해 버렸다. 우왕좌왕한 나머지 판단력이 흐려진 크리스는 첫 데이트에서 절대로 해서는 안 될 최악의 만행을 저질렀다. 지난 연인과 어떻게 헤어지게 되었는지 기나긴 사연을 늘어놓기 시작한 것이다! 얼마 지나지 않아 몰리는 구명정을 찾는 타이타닉 호의 승객처럼 탈출을 위해 애타게 주위를 둘러보았다.

크리스가 초조해할수록 몰리는 기분이 조금씩 더 나빠졌다. 그리고 몰리가 기분이 나빠질수록 크리스는 더 초조해졌다. 이 악순환은 자비롭게도 종업원이 계산서를 가지고 다가와서야 멈췄다.

이를 '피드백 루프_{feedback loop}'라고 부른다. 하나의 행동 그리고 그 행동에 대한 반응이 순환 고리로 이어져 무한히 반복되는 것이다.

통증과 두려움도 비슷한 피드백 루프 속에 갇힐 수 있으며, 이로 인해 신경가소성 통증이 만성으로 굳어질 수 있다. 그 진행 과정은 다음과 같다.

1. 통증이 두려움의 감정을 불러일으킨다.
2. 두려움이 뇌를 과도한 경계 상태로 바꾸고, 이것 때문에 통증이 더 심해진다.
3. 통증이 심해짐에 따라 두려움이 더 커진다.
4. 두려움이 심해짐에 따라 통증은 더 심해진다.

통증을 두려워할수록 통증이 고착될 가능성은 더 커진다. 한번 발을 들이면 헤어나오기 어려운 수렁과도 같아서 우리는 이를 '통증-두려움 순환 pain-fear cycle'이라고 부른다.[17]

나, 내 무릎 (그리고 두려움)

통증-두려움 순환에 대해 알기 훨씬 전 나는 통증-두려움 순환 속에 갇혀 살고 있었다. 나를 가장 힘들게 한 것 중 하나는 내 왼쪽 무릎의 통증이었다. 처음에는 가벼운 통증이 느껴지는 정도에 불과했지만 만성 허리 통증과 싸워온 나는 더럭 겁이 났다. 통증이 느껴지자마자 곧바로 두려움에 휩싸인 것이다. '통증이 가시지 않으면 어쩌지? 무릎 상태가 더 나빠지면? 춤을 출 수 없게 되면?'(나는 춤을 싫어하는 사람이다. 하지만 두려움에 사로잡혔을 때의 사고란 그리 합리적이지 못하다.)

나는 내 무릎이 마치 유리로 만들어지기라도 한 것처럼 다루기 시작했다. 앉을 상황이 될 때면 무릎이 구부러지지 않도록 다리를 높이 올렸고, 왼쪽 무릎에 지나치게 무게가 실리지 않도록 끔찍이 신경을 썼다. 계속 무릎을 생각하고, 무릎에 집착하고, 조금이라도 무릎이 쑤시지 않는지 살폈다. 경계 태세를 최대한으로 높이고 지냈다.

무릎에 온 신경을 쏟을수록 나는 더 많은 두려움을 느꼈다. 두려움이 커질수록 무릎에 더 신경을 쏟았다. 무슨 일이 생겼을까? 내 무릎은 계속 아팠다.

만성 통증에 대한 두려움이 내 통증을 만성으로 만든 것이다.

두려움의 또 다른 이름

나의 많은 환자들이 두려움이라는 개념에 즉시 공감하는 반응을 보인다. 그들은 자신에게 생긴 통증에 겁을 먹고 통증의 작동 원리를 열심히 파헤친다. '두려움'이라는 단어에 자신이 해당되지 않는다고 느끼는 환자들도 있었다. 그들에게 두려움이 없어서가 아니었다. 그들은 두려움을 다른 이름으로 부르고 있었다.

한 환자는 자신의 통증에 관해 느끼는 감정이 두려움이라기보다는 '좌절감'에 가깝다고 말했다. 또 다른 환자는 주로 '절망감'을 느낀다고 했다. 이런 감정들은 언뜻 보기에는 두려움과 달라 보이지만 사실은 같은 범주 안에 드는 것이다.

환자들과 감정에 대해 이야기할 때 나는 단순하게 이렇게 질문한다. "이 감정이 떠오르면 뇌는 더 위험하다고 느낄까요, 덜 위험하다고 느낄까요?" '더 위험하다고 느낄 것'이라는 대답이 나온다면 그때의 감정은 일종의 두려움이다. 따라서 통증과 관련된 두려움을 논할 때 나는 좌절감, 절망감, 스트레스, 비통함, 불안감, 짜증, 실망, 그 밖에 고도의 경계 상태에 있게 하는 모든 감정을 그 안에 포함시킨다.

| 환자의 관점 |

린지 이야기

저의 통증은 마흔 살을 맞이하던 생일날 시작되었습니다. 마흔이라는 나이는 인생에 있어 큰 전환점인데, 저는 마흔에 제가 있을 거라고 생각했던 자리에 있지 못했어요. 이혼해서 홀로인데다 아이들도 커가고 있어서, 이대로라면 평생 혼자 살겠구나 싶은 막연한 두려움이 있었죠.

당연히 그때는 마흔이 되었다는 사실로 인해 내가 아프기 시작했다고는 전혀 생각하지 못했어요. 그 전날 정원 일을 너무 심하게 해서 허리가 아픈 거라고만 생각했죠. 그 뒤로 몇 년 동안 이것저것 안 해본 게 없어요. 카이로프랙틱 치료도 받고 물리 치료도 했죠. 요가도 했어요. 근육 깊은 곳을 자극해 주고 싶어 다른 종류의 요가에도 도전해 봤죠. 그러다 결국 포기하고 생각했어요. '통증은 그냥 평생 짊어지고 살아야 할 나의 일부구나.'

통증을 달고 산다는 건 우울한 일이에요. 사고방식 자체가 변했죠. 통증이 있기 전의 저는 긍정적이고 낙천적이고 사람들과 활발하게 어울리며 즐길 줄 아는 사람이었어요. 하지만 통증이 시작된 뒤로는 미소를 짓는 것조차 어려웠어요. 모든 것이 회색빛 먹구름이었죠.

저는 통증을 꽤 잘 참는 편이에요. 무서워하는 것도 별로 없고요. 제가 통증을 두려워했다고 말하기는 어려워요. 그보다는 지쳤던 것 같아요. 이것저것 다 시도해 봤는데 그럴 때마다 벽에 부딪치고 막다른 길에 다다르니까요. 그래서 그냥 두 손 두 발 다 들었던 거죠.

신경가소성 통증에 대해 배우고 나서는 통증을 새로운 방식으로 바라보기 시작했어요. 처음에는 여전히 절망적이었습니다. 아무것도 달라지지 않을 거라고 생각했거든요. 하지만 마침내 깨달았죠. 적절한 수단을 갖춘다면 내가 스스로 상황을 다스릴 수 있게 되고, 예전과는 달

> 라질 수 있다는 걸 말이에요. 과거에는 통증이 나를 쥐락펴락한다는 느낌이었는데 이제는 주도권을 다시 찾은 기분입니다.

통증-두려움 순환 끊어내기

간단히 말해, 신경가소성 통증을 앓고 있을 경우 통증과 관련해 느끼는 두려움이 '위험하다'는 감각을 강화시키며, 이것이 통증을 지속시킨다는 것이다. 이로 인해 두려움은 더 커지며, 이것이 다시 더 심한 통증으로 이어진다. 그렇게 이 악순환은 계속된다.

통증을 앓은 기간이 몇 달이든, 몇 년이든, 몇십 년이든 상관없이 이 순환을 끊어낼 수 있는 단순하고 명확한 방법이 있다. 두려움을 없애면 된다.[18] 통증은 위험하지 않다는 것을 뇌에게 가르치면 된다. 이것이 통증 재처리 요법의 첫 번째 목표이다. '재처리reprocessing'란 뇌가 통증을 해석하는 방식을 바꾼다는 뜻이다.

물론 통증에 대한 두려움을 극복하는 일이 말처럼 쉽지만은 않다. 통증은 원래 무서운 것이니까! 이렇게까지 나를 아프게 하는 것에 대해 겁을 먹지 않기란 어렵다. 그러나 두려움 없이 통증에 반응

할 수 있게 된다면, 당신은 뇌를 진정시키고, 가짜 경보음을 가려내 통증을 비활성화시킬 수 있다.

4~6장에서는 위험 신호를 끄고 통증-두려움 순환을 끊을 수 있도록 하는 검증된 기법들을 안내할 것이다. 그러나 이것은 시작에 불과하다. 우리는 통증과 관련해 당신이 맺고 있는 두려움과의 관계만 바꾸고 싶은 것이 아니다. 우리는 당신이 맺고 있는 모든 종류의 두려움과의 관계에 변화를 주고자 한다.

감자, 호박 파이, 그리고 통증

추수감사절이 오면 나는 세 가지를 기대하게 된다. 산더미 같은 칠면조 요리, 끝없이 이어지는 미식 축구 경기, 그리고 통증이 심해졌다며 전화를 걸어오는 환자 몇 사람. 가족들과 시간을 보낸다는 건 정말 좋은 일이기도 하지만 심한 스트레스를 유발하는 일이기도 하다. 사촌들은 술을 너무 많이 마시고, 형제자매들은 정치 문제로 싸우며, 어머니는 이메일 첨부 파일 인쇄하는 법을 알려달라고 부탁한다. 이미 알려드렸는데도 또.

감당할 게 많아지면서 경계 수준이 높아지고, 이는 위험 신호를 증폭시켜 통증을 더욱 악화시킨다. 통증을 둘러싼 두려움을 다루는 것과 마찬가지로, 우리는 이처럼 좀 더 일반적인 두려움과 스트레스도 다루려고 한다. 전반적인 안전감을 키우는 것, 이것이 바로 통증 재처리 요법의 두 번째 목표이다. 위험에 대한 볼륨 조절 다이얼을 낮춰두면 신경가소성 통증을 근본적으로 무력화시킬 수 있는 것이다. 7~9장에서는 높은 경계 수준을 낮추는 데 도움이 되는 전략들을 소개하려고 한다. 명절마저 스트레스 상태로 보내진 않도록 말이다.

다음 계획은?

이 책을 읽고 있는 독자라면 통증을 가지고 있을 확률이 높다. 그리고 이전에 시도해 봤던 방법들이 별 효과가 없다는 걸 깨달았을 것이다. 나는 여러분에게 새로운 길을 제시하고자 한다. 지금까지는 통증의 신경과학을 설명하였다. 통증이 어떻게 만성으로 진행되는지 이야기했고, 두려움이 신경가소성 통증을 지속시키는 연료라는 점도 밝혔다. 이제는 행동에 나서야 할 때이다.

필요한 배경 지식은 모두 갖추었다. 이 책의 나머지 부분은 당신의 통증을 치유하는 일에 관한 것이다. 이제부터 통증-두려움 순환에서 벗어나는 데 필요한 도구들을 전하고자 한다. 그리고 그 도구들을 언제, 어떻게 사용해야 하는지도 차근차근 설명할 것이다.

만성 통증을 겪어본 사람으로서 나는 이것이 얼마나 힘든 싸움인지 않다. 여기까지 오는 데만도 수많은 난관을 거쳤을 것이다. 하지만 여러분이 희망을 가졌으면 좋겠다. 나는 통증 재처리 요법이 지닌 힘을 잘 알고 있다. 이 힘은 엄격한 과학적 연구를 통해 검증된 것이며, 나의 환자들 그리고 나 자신을 낫게 해준 힘이다. 당신이 신경가소성 통증을 앓고 있다면, 그 힘이 당신도 낫게 해 줄 것이다.

이제 시작해 보자.

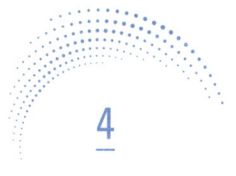

4
새로운 관점을 끌어안다

캘리포니아 시간으로 밤 9시, 이 말은 미시간은 자정이라는 뜻이었다. 휴대폰을 힐끗 쳐다보았다. 아침까지 기다릴까, 생각도 해봤지만 그때 나는 절박한 심정이었다. 도저히 더 기다릴 수가 없어서 전화번호를 누르기 시작했다.

2008년 12월은 내가 통증에서 벗어난 지 2년 정도 흐른 시점이었다. 인생은 다시금 평화로웠다…… 사고가 나던 그날 밤까지는. 아주 좋은 하루가 될 뻔한 날이었다. 친구와 점심을 먹었고, 헬스장에서 운동을 했고, 브래드 피트가 나이를 거꾸로 먹는 영화 〈벤자민 버튼의 시간은 거꾸로 간다〉를 보러 갔다.(스포일러 주의! 그는 나이가 많이 들어 아기의 모습으로 죽는다.)

영화관 주차장을 빠져나가려고 기다리고 있는데, 차 한 대가 곧장 나 있는 쪽으로 달려오는 것이 보였다. 경적을 울려보았지만 이미 늦은 뒤였다. 상대 차량이 내 차 조수석 문을 그대로 들이받은 것이다.

운전자가 거듭 사과를 하며 자신이 가입한 보험 회사에서 내 차를 수리해 줄 거라고 약속했다. 작은 문제 하나만 빼면 다 괜찮았다. 허리가 도저히 못 참을 정도로 심하게 아팠다!

집에 도착할 무렵, 나는 거의 공황 발작을 일으키기 직전이었다.

"충격 때문에 척추가 바스러진 거 아니야?"

"지긋지긋한 신경가소성 통증이 다시 고개를 쳐드는 걸까?"

밤늦은 시각이었고, 너무 아팠으며, 몹시 겁이 났다. 그래서 나는 상식적인 사람이라면 누구나 할 법한 행동을 했다. 통증 진단에 있어 세계적인 권위를 자랑하는 전문가 한 명에게 전화를 건 것이다.

책 앞부분에서 언급한 하워드 슈비너 박사를 기억할 것이다.[1] 그는 볼더 요통 연구 때 요통 환자들의 통증이 신경가소성 통증인지 아니면 몸의 구조적 문제에서 비롯된 통증인지 판별할 수 있도록 진단을 맡았던 인물이다. 슈비너 박사는 내과 전문의로 미시간 주 프로비던스Providence 병원에 심신상관 의학 프로그램Mind Body Medicine Program을 도입해서 운영하는 장본인이기도 하다. 명석하고 통찰력이 뛰어나며, 무엇보다 좋은 점은 잘 때도 휴대폰을 무음으로 바꾸지 않는다는 점이다.

슈비너 박사: (잠긴 목소리로) 여보세요?

나: 하워드, 도와줘요! 어떤 차가 내 차 조수석 문을 들이받았는데 지금 허리가 너무 아파요. 이게 신경가소성 통증인지 구조적 통증인지 잘 모르겠어요.

슈비너 박사: (깜짝 놀라며) 그 차 속도가 얼마나 됐나요?

나: 시속 8킬로미터요.

(슈비너 박사가 웃는다.)

나: 내 허리에 구조적인 손상을 주기에는 속도가 느렸다고 보시는 건가요?

슈비너 박사: 앨런, 그 정도 속도로는 몸속의 물 분자도 움직일 수 없어요.

지금까지도 물 분자 이야기가 왜 나왔는지는 전혀 알 수 없지만, 그때의 나는 안심이 되었다. 뇌가 진정되었고, 몇 시간이 지나자 허리 통증이 완전히 사라졌다.

이야기가 주는 교훈

내가 당했던 자동차 사고에서 하워드 슈비너가 진짜 좋은 사람이라는 점 외에 또 배울 수 있는 점은 무엇일까? 사고 직후 나에게는 통증이 나타났다…… 이것이 두려움으로 이어졌고, 그러자 통증이 더 심해졌다. 나는 순식간에 통증-두려움 순환 속으로 빠져들었던 것이다. 하지만 나는 통증에 대한 두려움만 느낀 것이 아니었다. 나에게는 아주 구체적인 두려움이 있었다. 내 허리에 물리적으로 문제가 생겨 통증이 나타난 것일까봐 무서웠던 것이다. 몸 어딘가가 부러졌거나, 파열되었거나, 여타 손상이 생긴 데서 온 통증일 거라 생각했기 때문에 두려웠던 것이다.

신경가소성 통증에 연료를 대주는 것이 바로 이 같은 두려움이다.(2장에서 설명했듯 통증은 우리 몸에 문제가 생겼음을 경고하기 위해 설계된 것이다. 따라서 신체적인 원인 때문에 통증이 생긴다고 믿는 것은 자연스러운 일이며, 우리는 누구나 그런 믿음을 갖고 있다. 하지만 그 믿음이 유독 강할 경우 과도한 두려움으로 이어지게 되고, 이는 신경가소성 통증을 지속시키는 연료의 역할을 한다.)[2] 우리는 통증을 느끼면 당연히 몸 어딘가에 물리적인 이유가 있을 것이라고 결론을 내린다.

염증이 생겼기 때문에, 아니면 조직에 상처가 나서, 그것도 아니면 관절염 때문이라고 생각할지도 모른다. 디스크 문제이거나, 신경 문제이거나, 척추가 휘어서 그렇다고 여길 수도 있다. 자세가 나쁘거나, 근육이 약해졌거나, 혹은 비타민이 부족해서라고 의심할 수도 있다. 세부적으로 무엇을 문제삼든 모든 만성 통증 환자들은 근원적으로 동일한 두려움을 품고 있다. "이런 통증이 있는 걸 보면 내 몸 어딘가에 문제가 생긴 게 틀림없어."

그리고 "몸에 손상이 생겼다"고 뇌가 믿는 순간 그것은 통증으로 나타난다.

하지만 그와는 다른 믿음을 받아들이면, 다시 말해 뇌가 착각을 일으킨 탓에 통증이 생긴 것이지 몸에는 아무 이상이 없다는 것을 받아들이면 이내 두려움이 사라진다. 그러면 얼마 지나지 않아 통증도 곧 가라앉는다.[3]

여기서 나의 자동차 사고 이야기로 다시 돌아가 보자. 슈비너 박사가 충돌 때문에 허리에 물리적 문제가 생겼을 리 없다고 설명해주자 나의 두려움이 눈 녹듯 사라졌다. 한동안 통증이 남아 있었음에도 나는 통증을 다른 시각으로 바라볼 수 있었다. 그것이 잘못 울린 경보음이라는 것을 깨달았기 때문이다.

두려움을 없애자 통증으로 가는 연료 공급을 끊을 수 있었다. 몇 시간 지나지 않아 나의 뇌는 더 이상 통증을 위험하다고 해석하지 않았고, 결국 통증은 사라졌다.

신경가소성 통증을 없애려면 신체적으로는 아무 문제가 없다는 사실을 받아들여야 한다. 이는 충분히 가능한 일이다. 나도 해냈고, 나의 환자들도 그렇게 할 수 있도록 도왔다. 그러나 물론 쉬운 일은 아니다. 그 과정에는 반드시 넘어야 할 세 가지 큰 장벽이 있다.

첫 번째 장벽: 생물학

내가 만나는 환자들 중 많은 수가 뇌 때문에 통증이 유발될 수 있다는 사실을 믿기 어려워한다. 머리로는 그럴 수 있다고 생각하더라도, 직감적으로는 몸에 뭔가 이상이 있는 게 분명하다고 느끼는 것이다.

여기에는 간단한 이유가 있다. 바로 생물학이다. 수백만 년의 진화를 거치면서 우리는 스스로를 보호하기 위해 신체 손상과 몸의 통증을 연결 짓도록 신경 회로를 형성해 왔다.

우리가 이런 생물학적 본능을 갖고 있지 않았다면 어떤 일이 생겼을까? 그 점은 피트 리저Pete Reiser에게 물어보면 된다.

피트 리저는 역대 최고의 야구 선수 중 한 명이었지만 그 이름을 들어본 사람은 별로 없을 것이다. 거기에는 이유가 있다. 그의 선수 생활은 제대로 시작하기도 전에 끝났다. 피트는 야구 선수에게 필요한 모든 것을 한 몸에 갖추고 있었다. 파워, 스피드, '피스톨 피트Pistol Pete'라는 멋스러운 별칭까지. 하지만 그에게 없는 것이 하나 있었다. 바로 '상식'이었다.

부상을 입었을 때에도 피트는 그냥 경기를 뛰었다. 팔이 부러져도 몇 주간 계속 공을 던졌고, 발목 골절을 당해도 다음날 타석에 섰다. 부상이 아무리 심해도 피트는 몸이 나을 기회를 허락하지 않았다.[4] 결국 선수 경력을 조기에 끝낼 수밖에 없게 되었다.

바로 이런 문제가 생기는 것을 막기 위해서 우리는 통증을 신체 손상과 연결 짓도록 생물학적으로 설계되었다. 어딘가를 다치면 몸이 회복될 시간을 가져야 한다는 것을 우리는 자연스럽게 알고, 그러고 나면 곧 괜찮아지는 것이다.

그러나 신경가소성 통증의 경우에는 이러한 생물학적 본능이 오히려 몸의 회복을 가로막는다. 뇌가 우리에게 계속해서 이렇게 말하는 것이다. "몸 어딘가에 문제가 생겼어!" 실제로는 아무런 이상이 없는데도 말이다.

이 장벽을 극복하려면 다음과 같은 직관을 거스르는 관점을 받아들여야 한다. "통증 때문에 몸에 다친 곳이 있는 것처럼 느껴지지만, 지금 같은 경우 통증은 잘못 울린 경고 신호일 뿐이야."

두 번째 장벽: 조건 반응

1960년대 후반, 코미디언 스티브 마틴Steve Martin이 최고의 인기를 구가하고 있었다. 하는 일마다 승승장구에, 수입도 좋았고, 연애도 쉼 없이 했다. 그러던 어느 날 밤 모든 것이 무너져 내렸다. 친구들과 함께 외출했다가 불현듯 극심한 공황 발작을 일으킨 것이다.[5]

그의 말이다. "심장이 분당 200회 이상으로 날뛰기 시작했어요. 입 안의 침이 완전히 말라서 혀를 움직일 수조차 없었죠."

다음날 아침에는 상태가 조금 나아졌지만, 그날 저녁 다시 한 번 공황 발작이 찾아왔다.

이로 인해 그의 뇌에는 안타까운 연결 회로가 형성되었다. '밤'과 '불안'을 결부시키게 된 것이다. 이러한 연결은 몇 달이나 지속되었다. 낮에는 멀쩡하다가 해가 떨어지는 즉시 상태가 엉망이 되곤 했다. 이를 '조건 반응conditioned response'이라 부른다. 그의 뇌가 신체 증상을 중립적인 자극과 연결시킨 것이다.

진화론적으로 보면 조건 반응은 우리에게 도움이 된다. 독이 든 나무 열매를 먹고 탈이 난 경우 뇌는 그 둘을 연관 짓는다. 해당 열매에 '위험' 팻말을 세우고 냄새만 맡아도 메스꺼움을 느끼게 하는 식이다. 조건 반응은 위험한 행동을 반복하지 않도록 우리를 지켜줄 수 있다.

하지만 만약 나무 열매에 독성이 없었다면? 그저 나무 열매를 먹은 직후에 우연히 장염에 걸렸던 것이라면? 그래도 당신의 뇌는 위험을 무릅쓰지 않도록 하기 위해 어쨌거나 연결 관계를 만들어버린다. 사실은 안전한 먹거리인데도 '위험' 팻말을 세워버리는 것이다.

이런 유형의 조건 반응은 신경가소성 통증을 앓는 사람들에게서 매우 흔하게 나타난다. 특정한 신체 자세나 활동이 통증과 연결되면서 이런 반응이 생겨나는 것이다. 통증이 해당 자세나 활동 때문에 일어나는 것이 아닌데도[6] 뇌가 둘 사이에 연관 관계를 맺어버린 것이다. 그리고 이 연관 관계 때문에 우리는 몸에 구조적인 문제가 있다고 생각하게 된다.

만성 통증으로 고생하던 시절 나에게도 수많은 조건 반응이 있었다. 무릎이 아팠을 때는 걷는 것이 통증을 유발하는 자극이었고, 어깨 통증이 있었을 때는 겉옷을 입으려고만 해도 아팠다. 목 통증이 있었을 때는 고개를 왼쪽으로 돌리는 것이 불가능했다.(그래서 고속도로에서 차선을 바꿔야 할 때 특히 곤혹스러웠다.)

그 모든 조건 반응 중 최악은 앉는 동작과 관련된 것이었다. 단 몇 분만 앉아 있어도 허리가 아파오기 시작했다. 오래 앉아 있을수록 더 심하게 아팠다. 조건 또한 매우 구체적이고 까다로워서 딱딱한 의자에 앉을 때가 푹신한 의자에 앉을 때보다 더 힘들었고, 낮은 의자에 앉을 때가 높은 의자에 앉을 때보다 더 괴로웠다. 벤치에 앉는 것은 아예 말을 꺼낼 필요조차 없다.

나는 의자 전문가가 되었다. 어느 극장 의자가 제일 편한지, 어느 식당 의자가 제일 좋은지 꿰뚫고 있을 정도였다.(정답: 마카이 라운지! 의자가 아주 높고 쿠션이 빵빵하다.)

하지만 아무리 그렇게 느꼈을지라도 실제로 나의 허리 통증을 유발한 것은 의자 자체가 아니었다. 실은 나의 뇌가 '앉는 것=위험하다'라고 특정한 연결 공식을 만들어버린 거였다. 의자에 앉을 때 통증을 느낀 것은 의자가 내 척추에 압박을 가해서가 아니라, 뇌 안에서 형성된 연관 관계 때문이었다. 스티브 마틴의 불안을 야기한 것이 '밤'이긴 했지만 그 '밤'이라는 시간 자체에는 아무런 문제도 없었다. 나의 통증을 유발한 의자들에도 아무런 문제가 없었다. 나와 스티브 마틴 모두 매우 강력한 조건 반응을 갖고 있었을 뿐이었다.

나의 통증이 의지 때문이 아니라 조건 반응 때문이었다는 사실을 어떻게 알까? 그것은 내가 이제 어떤 의자든 상관없이 전혀 통증을 느끼지 않고 오랫동안 앉아 있을 수 있기 때문이다. 나의 허리는 변하지 않았다. 의자들이 변한 것도 아니다. 유일하게 달라진 것은 내가 조건 반응을 해제시켰다는 사실뿐이다.

조건 반응 때문에 우리는 통증이 뇌에서 비롯된다는 사실을 믿기 어려워 한다. 앉을 때마다 허리가 아프다면, 앉는 동작이 통증을 유발한다고 생각하는 것이 타당하지 않겠는가? '원인과 결과'라는 인과 관계에 대해 지금까지 배워온 모든 논리가 그렇게 말하고 있으니 말이다.

그러나 당신이 겪고 있는 것이 신경가소성 통증이라면, 통증의 원인은 앉는 것도, 서는 것도, 걷는 것도 아니다.[7] 그것은 조건 반응이다. 뇌가 특정 자세나 활동을 통증의 발생과 연관이 있는 것으로 묶어버린 것이다. 그런데 이러한 연관 관계는 학습될 수 있는 만큼 다시 탈학습시키는 것도 가능하다.

세 번째 장벽: 의학적 진단

현대 의학은 생체 의학적 모델biomedical model이라는 개념에 뿌리를 두고 있다. 이 모델은 어떤 질환을 치료할 때 단 하나의 구조적인 원인을 찾아서 그것을 고치는 방식에 초점을 맞춘다.

몸을 다쳤을 경우 생체 의학적 모델은 대단히 유용하다. 예를 들어 아동용 농구 골대에서 슬램 덩크를 시도하다 손목을 다쳤다고 상상해 보자.(웃지 마시라. 누구에게나 일어날 수 있는 일이다.) 먼저 의사는 골절 여부를 확인하기 위해 엑스레이 촬영을 할 것이다. 그리고 진찰을 통해 손목을 얼마나 심하게 삐었는지 살펴볼 것이다. 마지막으로 몇 주간 손목을 고정시켜 줄 부목을 대주며 다친 부위가 낫도록 할 것이다. 현대 의학, 득점 성공!

그러나 만성 통증의 경우에는 생체 의학적 모델이 도움이 되기보다 해가 되는 경우가 많다. 의사들은 구조적인 문제를 찾아내는 쪽으로 훈련이 되어 있다.[8] 그리고 구조적인 문제를 찾고자 하면 결국 무언가를 찾아낼 가능성이 높다. 실제로 그것이 문제의 원인이 아니어도 말이다.

많은 만성 통증 환자들이 의사에게 병명을 진단받는다.[9] 퇴행성 디스크 질환, 반복성 긴장 손상, 섬유근육통 등등 그 목록은 끝이 없다.

때로는 이러한 진단에 마음이 놓이기도 한다. 통증이 있는데 원인을 모른다는 건 끔찍한 일이며, 그때의 불확실성은 감당하기 어려운 괴로움이기 때문이다. 그런 증상이 왜 생긴 건지 누군가 제대로 설명해 주면 크나큰 안도감이 몰려올 수 있는 것이다. 그러나 이러한 의학적 진단에는 문제점도 존재한다.[10] 몸에 아무 문제가 없을 때도 뭔가 잘못된 게 분명하다는 사고를 강화시켜 버리는 것이다.

이미 2장에서 밝혔지만 다시 한 번 말하자면 대부분의 만성 통증은 신경가소성 통증이다. 살다 보면 몸 여기저기가 닳기도 하고 다치는 경우들도 있지만 기본적으로 우리 몸은 상당히 강인하며 회복력이 뛰어나다.

| 환자의 관점 |

에밋 이야기

저에게는 온갖 종류의 통증이 다 있었습니다. 무릎, 발, 갈비뼈, 어깨가 다 아픈 사람이었죠. 하지만 아파서 밤에 잠도 이루지 못하게 했던 것은 손목 통증이었습니다. 이 의사 저 의사를 찾아다니며 손목에 무슨 문제가 생긴 건지 알아보려고 애썼죠. 대부분은 건염이라고 말해 주더군요.

인터넷이 가장 큰 적이었어요. 건염 관련 사이트에 들어가 봤는데 하루에 두 시간씩 손목에 얼음 찜질을 해야 한다는 거예요. 그리고 손목을 자꾸 쓰면 건염이 더 심해진다고 하더라고요. 저는 손목 상태가 더 악화될까봐 걱정이 컸습니다.

통증 말고는 아무 생각도 할 수 없었어요. 통증 말고는 아무 이야기도 할 수 없었고요. 친구들과도 더 이상 가깝게 지낼 수 없었습니다. 극심한 고립 상태로 빠져든 거죠. 인생이 그냥 멈춰버렸달까요. 모든 정신력과 에너지를 오직 몸이 낫는 데만 기울여야 했어요. 꼭 모래 늪에 빠진 것 같았죠.

내가 겪는 통증이 뇌에서 비롯된 것일 수 있다는 걸 배웠을 때 난 이렇게 생각했어요. '정말 그럴 수 있겠다. 나에게도 희망이 보인다!' 하지만 마음 한켠에서는 이런 생각도 들더군요. '그렇지만 이 모든 게 완전히

> 틀린 얘기라면? 그래서 손목 상태가 훨씬 더 안 좋아진다면?'
>
> 3, 4년 동안 강화되어 온 굳건한 믿음을 내려놓기란 쉽지 않았어요. 몸에는 아무 문제가 없다는 걸 받아들이기까지 두어 달가량 마음이 오락가락하고 혼란스러웠던 것 같아요.
>
> 하지만 내 몸은 괜찮다는 믿음이 제대로 자리를 잡자 이루 말할 수 없을 정도로 해방감이 들었습니다. 통증이 아직 완전히 사라진 게 아닌데도 자유롭고 강해진 느낌을 받았어요! 다시 학교에 나가고, 운전대도 잡고, 수업도 들었습니다.…… 어느 날 학생 식당에 앉아 있다가 이렇게 생각했던 것이 기억나네요. '다시 세상으로 나왔구나. 정말 놀랍다. 다시 사람이, 온전한 사람이 된 것만 같다.'

장벽을 넘어서다

지금까지 설명한 세 가지 장벽이 자신의 통증을 신경가소성 통증이라는 사실로 받아들이기 어렵게 할 수 있다. 이러한 장벽들은 만성 통증이 몸에서 오는 것이라는 믿음을 강화시켜 우리를 통증-두려움 순환 속에 가둬버린다.

다행히 이러한 장벽들을 극복할 수 있는 한 가지 해법이 있다. 바로 '증서'이나. 몸에 이상이 없다는 증기를 많이 확보할수록 뇌가 범인임을 믿기가 쉬워진다.

그중에서도 가장 설득력 있는 증거는 통증이 정상 패턴에서 벗어날 때를 찾아서 보여주는 것이다. 나는 이 사실을 다소 예상치 못한 곳에서 발견했다.

예외를 찾아서

나는 꼬박 두 해 동안 만성 허리 통증을 달고 살았다. 그 당시에는 의사, 물리 치료사, 카이로프랙틱 치료사, 침술사를 마치 나만의 전담 치료팀 만나듯 만나러 다녔다. 하지만 내게 가장 큰 도움을 준 팀은 따로 있었으니, 바로 LA 레이커스 농구팀이었다.

2006년 4월, 나는 농구 경기를 보러 갔다. 앉는다는 건 언제나처럼 고통스러운 일이었지만, 우리 지역 연고팀인 레이커스가 플레이오프전에서 피닉스 선즈와 맞붙는 경기를 놓칠 수는 없었다. 엄청난 명승부였다! 4쿼터 때 레이커스가 짜릿한 반격에 성공하더니 마지막 1초를 남기고 득점에 성공, 경기를 연장전으로 끌고 갔다. 관중석은 열광의 도가니였다! 연장전에서는 더욱 숨 막히는 혈투가 펼쳐졌다. 레이커스는 또 한 번 종료 직전 극적으로 슛을 성공시키며 경기를 승리로 마무리 지었다.

경기장은 그야말로 아수라장이 되었다!

하지만 그날 경기장에서 나보다 더 흥분한 사람은 없었다. 왜냐하면 2년 만에 처음으로 앉아 있는 내내 아무런 통증도 느끼지 않

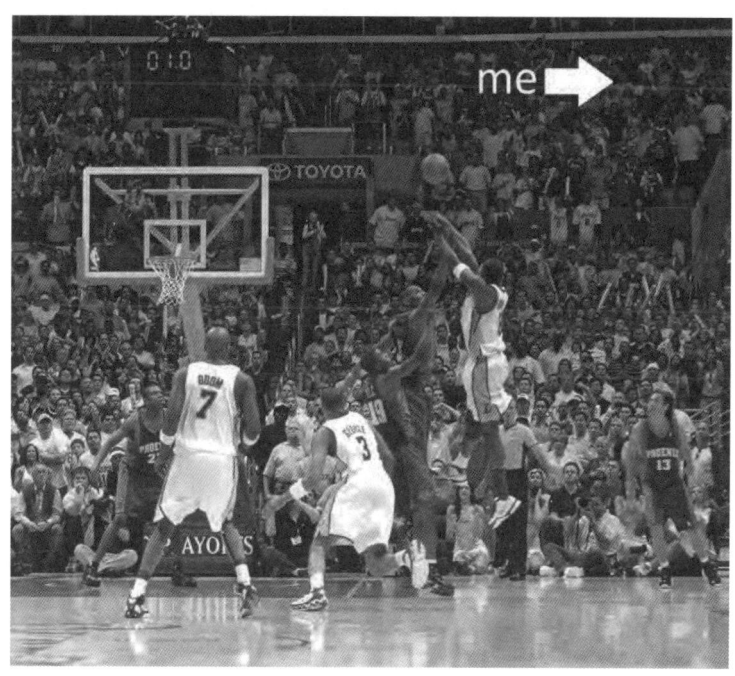

았기 때문이다.

때때로 우리가 어떤 순간에 완전히 몰입해서 즐기면, 통증으로 가는 하나뿐인 연료인 '두려움'을 차단하게 되는 경우가 있다. 나는 그날 경기에 흠뻑 빠져든 나머지 스스로도 깨닫지 못한 상태에서 뇌 속의 위험 신호 스위치를 꺼버렸다. 그러니까 레이커스가 나를 통증-두려움 순환으로부터 주의를 다른 곳으로 돌리도록 만든 것이다!

그날 나는 내 허리 통증이 '앉는 행위'에서 비롯되는 것이 아니라는 최초의 증거를 수집한 셈이다. 그게 아니면 뭐라고 할 수 있겠는가? 무려 세 시간이나 앉아 있었는데도 허리가 아무렇지 않았으니 말이다!

이런 것을 바로 '예외'라고 부른다. 몸의 문제 때문에 일어나는 통증의 양상과는 완전히 다른 방식으로 통증이 작동한 사례인 것이다. 이러한 예외를 발견하게 되면 통증이 우리 몸이 아니라 뇌에서 오는 것임을 믿기가 쉬워진다.

이미 몇 차례 예외 사례를 경험해 보았다면, 아주 좋다! 그렇지 않다고 해도 괜찮다. 통증 재처리 요법의 치료 기법들을 실습하다 보면 나만의 예외들을 찾아내게 될 것이다.

증거의 축적

통증이 신체적 원인에 의한 것이 아님을 보여주는 증거를 수집할 또 다른 방법들이 있다.

당신의 통증은 스트레스 수준에 따라 오르락내리락하는 편인가?

증상이 처음 나타났을 때 아무런 이유 없이 갑작스럽게 시작되었는가?

일반적인 치유 기간이 훌쩍 지났는데도 여전히 통증이 지속되고 있는가?

위와 같은 징후들(부록에 실린 전체 목록을 참고하라)은 자신의 통증이 신경가소성 통증임을 입증하는 근거가 될 수 있다. 자신의 지난 경험을 되돌아보며 신경가소성 통증을 가리키는 증거가 있었는지 찾아보기를 권한다.

하나하나 증거를 모아가는 과정을 잘 보여주는 레베카와 배리, 두 환자의 사례를 소개하겠다.

레베카

레베카는 성실한 근성과 장밋빛 미래, 그리고 자신의 강아지에 대한 살짝 과도한 집착을 가진 대학 4학년생이었다.

졸업이 몇 달 안 남은 어느 날 레베카에게 손목 통증이 찾아왔다. 매일 씨름해야 할 정도로 통증이 점점 커지더니 곧 키보드를 누르는 행동과 관련된 조건 반응이 형성되었다. 컴퓨터 앞에서 타이핑하는 시간이 길어질수록 통증도 심해졌다.(대학생에게 이상적인 상황은 결코 아니다.) 인체 공학적 책상과 키보드를 구입했지만 아무 소용이 없었다.

기말 과제를 간신히 끝냈을 즈음 레베카는 통증-두려움 순환 속으로 깊이 빠져들고 밀있다. 타이핑하는 행위 지체가 너무도 두려워 그녀는 그 후로 몇 년 동안 컴퓨터를 쓸 일이 없는 희귀한 직업을 찾으며 보냈다.

우리가 처음 만났을 때, 나는 그녀의 통증이 신경가소성 통증임을 알려주는 증거부터 찾기 시작했다. 안타깝게도 그녀에게는 예외 경험이 전혀 없었기 때문에(타이핑을 하는 동안 손목이 안 아팠던 적이 한 번도 없었다), 우리는 탐색을 이어갔다.

다음은 우리가 찾아낸 증거들이다.

첫째, 레베카는 통증이 시작되기 전 부상을 입은 적이 없었다. 그녀의 증상은 어느 날 갑자기 나타났다. 이는 신경가소성 통증에서 매우 흔한 일이다.

둘째, 그녀의 통증은 스트레스가 심하던 시기에 발생하였다. 레베카는 졸업을 앞두고 있었고, 앞으로 무엇을 하면서 살고 싶은지 막막해하고 있었다.(강아지 사진을 인스타그램에 올리는 것을 빼고 말이다.)

셋째, 그녀는 과거에 목 통증과 무릎 통증을 앓은 이력이 있었고, 둘 다 수개월 동안 지속된 바 있었다. 서로 관련이 없는 여러 증상을 함께 보이는 것은 신경가소성 통증의 징후이다.

넷째, 양쪽 손목이 동시에 아프기 시작했다. 이것은 어마어마한 증거이다! 부상이나 질환의 경우를 제외하고 두 가지 증상이 거울 이미지처럼 서로를 비추어 발생한다면(양손, 양발 등) 그것이야말로 신경가소성 통증임을 시사하는 확실한 단서이다.

이런 네 가지 증거를 통해 우리는 레베카의 통증이 신경가소성 통증이라고 결론을 내릴 수 있었다.

배리

배리의 통증은 다소 특이한 부상과 함께 시작되었다. 술집 앞에서 택시를 기다리다가 낯선 취객이 마구 휘두르는 주먹에 얻어맞고 말았던 것이다.

그 충격으로 이가 두 개나 깨졌다.

가해자는 체포되었고 배리의 치과 치료비도 부담했지만, 배리가 입은 피해를 되돌릴 수는 없었다. 그날 이후 배리는 입 안에서 통증을 느꼈고, 그 통증은 무려 6년 동안이나 계속되었다.

배리는 자신의 통증을 유발하는 요인이 무엇인지 꼭 알아내기로 마음을 먹었다. 그래서 치과 전문의, 구강외과 전문의, 신경과 전문의를 각각 찾아갔다. 그 결과 그는 근막 통증, 삼차신경통, 구강작열감증후군이라는 진단을 받게 되었다.(아이고!)

나와 만났을 무렵 배리는 치과용 마우스 피스부터 신경 치료까지, 상상할 수 있는 모든 치료 방법을 시도해 본 상태였다. 당연하게도 그로서는 자신의 통증이 신경가소성이라는 것을 믿기가 매우 어려웠다. 그동안 받았던 숱한 진단과 치료로 인해 본인의 통증이 신체적 원인에 의한 것이라는 생각이 굳어져버린 것이다.

그래서 우리는 가장 먼저 증거를 찾는 것부터 시작했다.

다음은 우리가 찾아낸 증거들이다.

첫째, 다양한 진단을 받은 것이 무색하게 그의 입은 완전히 나은 상태였다. 여러 해에 걸쳐 촬영한 수많은 엑스레이, MRI, CT, 기타 영상들이 모두 같은 결과를 보여주고 있었다. 신체 손상이 남아 있다는 징후를 찾아볼 수 없었다.

둘째, 아침에는 통증이 훨씬 가라앉았다가 특정 시간대에 따라 증상이 좋아지거나 나빠지는 패턴을 보였다. 이는 신경가소성 통증이라는 신호이다.

셋째, '토니 로빈스Tony Robbins(미국의 심리학자이자 세계적인 동기 부여 전문가―옮긴이) 사건'이 발생했다.

토니 로빈스 사건은 내가 들은 신경가소성 통증의 증거 중 단연코 최고의 사례일 것이다.

몇 년 전, 자기 계발 강사로 유명한 토니 로빈스가 배리의 회사 워크숍에 와서 강연을 했다. 그의 말이 어찌나 힘 있고 희망에 차 있던지 강연을 듣는 동안 배리의 통증이 감쪽같이 사라져버렸다! 무려 2주 동안이나 그는 하나도 아프지 않은 상태로 지냈다.

비록 통증이 다시 돌아오긴 했지만 이것은 엄청난 증거였다. 나의 레이커스 경기 경험처럼 토니 로빈스 사건도 하나의 '예외'였다. 그것을 통해 배리의 입에는 물리적으로 아무 문제가 없다는 결론에 다다를 수 있었다.

증거를 강화하다

레베카와 배리 모두 그들의 통증이 신경가소성 통증임을 확인해 주는 증거를 충분히 가지고 있었다. 하지만 결정적인 증거가 있다고 해도 때로는 그것만으로는 충분하지가 않을 수 있다.

레이커스 경기를 보면서 마법 같은 경험을 했던 그날 밤, 내가 이런 생각을 했던 기억이 난다. '드디어 내 통증이 신경가소성 통증이라는 걸 알았어. 이제 난 자유야!' 그런데 그 다음날 밤, 저녁을 먹으러 나갔는데 자리에 앉자마자 허리가 아프기 시작했다. 나의 소중한 깨달음이 창문 밖으로 날아가 버린 듯한 느낌이었다.

증거를 아무리 많이 갖고 있더라도 통증 상태에 있을 때는 그 믿음을 유지하기가 어려울 수 있다. 그러니 우리는 증거를 더욱 견고하게 강화시켜야 한다. 나의 환자들 중 일부는 증거 목록을 직접 손으로 작성하는 걸 좋아한다. 자신이 신경가소성 통증을 앓고 있음을 보여주는 사례를 모두 나열해 두는 것이다. 레베카와 배리가 만든 목록은 다음과 같다.

레베카

1. 통증이 아무 이유 없이 갑자기 나타났다.
2. 내가 스트레스에 시달릴 때 통증이 나타났다.
3. 몸의 여러 부위에 증상이 나타났다.
4. 양쪽 손목에서 동시에 통증이 시작되었다.(뇌야, 너 딱 걸렸어!)

배리

1. CT 촬영 결과 입이 완전히 나았다.

2. 아침에는 통증이 훨씬 덜하다.

3. 토니 로빈스의 강의를 듣고 나서 2주 동안 전혀 아프지 않았다.

도움이 될 것 같다고 여겨진다면 당신만의 증거 목록을 만들어보라. 내 통증이 신경가소성 통증이 맞는지 의심이 들 때 꺼내보면 더없이 좋을 것이다. 통증이 위험하지 않다는 사실을 반복해서 강화해 줄수록 그 사실을 믿기가 더 쉬워진다. 또한 믿음이 커지면 통증-두려움 순환을 깨트리는 일도 그만큼 수월해진다.

다음 장에서는 통증 재처리 요법에서 가장 강력한 치료 기법인 '신체 감각 추적somatic tracking'을 안내할 것이다. 단순하면서도 효과가 큰 이 방법을 통해 당신의 뇌가 통증과 맺고 있는 관계를 바꿔놓을 수 있다.

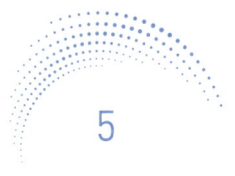

5
신체 감각 추적

영화 〈오즈의 마법사〉를 처음 보았을 때 나는 완전히 마음을 빼앗기고 말았다. 회오리바람과 마녀, 날아다니는 원숭이들을 한 편의 영화에서 다 볼 수 있다니! 일곱 살이었던 나는 그야말로 넋을 잃어버렸다.

 영화 속에서, 에메랄드 시티로 여행을 떠난 도로시와 친구들은 그곳에서 마법사를 만난다. 자신을 '위대한 마법사 오즈'라고 소개하는 그는 정말로 위대하고 강력해 보인다. 거대한 머리만 공중에 떠오른 채 천둥처럼 우렁찬 목소리로 말하는 그의 주위로 불기둥이 활활 타오른다. 우리의 주인공들은 한껏 겁을 먹지만, 도로시의 귀여운 강아지 토토가 커튼을 잡아당겨 마법사의 정체가 탄로 나고

만다. 그는 특수 효과를 써서 크고 무시무시하게 보였을 뿐 사실은 평범한 노인에 불과했다.

　이것은 〈오즈의 마법사〉의 줄거리이지만, 통증 재처리 요법의 줄거리이기도 하다. 신경가소성 통증은 정말 대단하고 강력하게 느껴진다. 대단하고 강력하게 아프니 말이다. 몸속에 무언가 위험한 것이라도 생겨 그런 것 같아 무섭기만 하다. 하지만 신경가소성 통증은 위험하지 않다. 통증이 곧 뇌가 만들어낸 착각임을 드러내기만 하면 신경가소성 통증은 그 힘을 잃는다. 신경가소성 통증의 실체를 가리는 커튼을 걷어 젖히고 싶다면, 우리는 토토처럼 해야 한다. 통증을 무서워하지 말고 살펴보아야 하는 것이다. 그렇게 하는 방법이 바로 '신체 감각 추적somatic tracking'이다.(신체 감각 추적의 'somatic'은 몸과 관련된 것을 뜻한다. 신체 감각 추적은 몸에서 발생하는 신체 감각을 새로운 시각으로 관찰하는 방법이다. 이를 통해 뇌가 해당 감각을 해석하는 방식을 서서히 바꿀 수 있게 된다.)

신체 감각 추적의 실제

　신체 감각 추적을 설명하는 가장 쉬운 방법은 예를 들어서 보여주는 것이다. 따라서 이 책에서도 자넷Janet이라는 환자와 진행했던 신체 감각 추적 실습 이야기를 들려주고자 한다.

자넷은 어떤 의학적 치료에도 반응하지 않는 만성 허리 통증을 앓고 있었다. 물리 치료, 카이로프랙틱 치료, 스테로이드 주사까지 시도해 보았지만 어느 것도 듣지 않았다. 치료 1회차 때 나는 몸이 보내는 안전한 신호를 뇌가 어떻게 위험한 것으로 잘못 해석할 수 있는지 설명했다. 그리고 함께 '증거'를 검토한 뒤 우리는 자넷이 신경가소성 통증을 앓고 있다는 결론을 내렸다. 자신이 지닌 통증의 근원을 이해하고 나자 자넷은 신체 감각 추적을 시작해도 되겠다는 마음이 되었다.

나: 허리 쪽에 통증이 있는 걸로 알고 있어요. 지금도 아프신가요?

자넷: 네.

나: 알겠습니다. 오히려 좋은 일이에요. 왜냐하면 이제부터 그 통증을 살펴보려고 하니까요. 자, 이제 자세를 편안하게 취해보세요…… 눈을 감으시고요…… 그리고 허리에 의식을 집중합니다. 허리의 통증 감각을 느껴보는 게 다예요. 통증을 없앨 필요도 없고, 바꾸려고 할 필요도 없어요. 그저 통증을 관찰하기만 하면 됩니다. 통증 감각의 특징을 어떻게 표현하고 싶나요? 뻐근한 느낌인가요? 찌릿찌릿한가요? 열감이 느껴지나요?

자넷: 뻐근한 느낌이에요…… 욱신거리는 느낌도 조금 있고요.

신체 감각 추적의 첫 번째 요소는 '마음 챙김mindfulness'이다. 많은 사람들이 마음 챙김을 명상이나 동양 철학과 연관 지어 생각하지만 사실 이것은 매우 단순한 개념이다. 마음 챙김을 서구 사회에 널리 알린 존 카밧진Jon Kabat-Zinn은 이를 "아무런 판단 없이 현재 순간에 의식적으로 주의를 기울이는 것"[1]이라고 정의한다. 자넷이 한 것이 바로 그것이다. 그녀는 어떠한 의도나 판단 없이 자신의 통증에 주의를 기울였다.

복잡하지는 않지만 이것은 매우 강력한 힘을 발휘한다. 자신의 통증에 오롯이 마음을 모을 때 우리는 두려움 없이 그것을 관찰하게 된다. 신경과학자들은 마음 챙김이 뇌의 두려움 회로를 비활성화함으로써[2] 안전감을 높인다는 사실을 밝혀냈다. 이는 통증-두려움 순환을 교란시켜[3] 뇌가 몸의 신호를 제대로 해석할 수 있게 돕는다.

나: 허리에서 느껴지는 뻐근함과 욱신거림을 관찰하는 동안 두려워할 것은 아무것도 없다는 점을 기억하세요. 신경가소성 통증은 실제로는 안전한 감각입니다. 몸이 보내는 안전하고 중립적인 신호에 뇌가 과잉 반응을 하는 것뿐이에요.
자넷: 알겠어요.

우리의 목표는 두려움 없이 통증에 주의를 기울이는 것이다. 하지만 오랫동안 통증을 두려워해 왔다면, 이는 결코 쉬운 일이 아니다. 신체 감각 추적의 두 번째 요소는 뇌에 안전하다는 메시지를 보내는 것이다. '안전 재평가'로 알려진 이 기법은 두려움을 크게 낮추어주는 것으로 과학자들에 의해 밝혀진 바 있다.[4]

이제 나는 자넷에게 그녀의 통증이 위험하지 않다는 것을 거듭 상기시켰다. 두려워할 것은 아무것도 없다. 그저 뇌와 몸 사이에 오해가 일어났을 뿐이다. 느껴지는 감각이 안전하다는 인식을 거듭 강화하는 방식을 통해 그녀는 그 오해를 청산하기 시작했다.

앞 장에서 수집하기 시작한 '증거'들을 떠올려보라. 그 증거들은 신체 감각을 추적하는 데 큰 도움이 된다. 증거를 많이 모을수록 안전하다는 메시지가 더욱 믿을 만하고 효과적으로 다가올 것이다.

나: 허리에 주의를 기울일 때 어떤 감각이 느껴지나요? 허리의 감각이 강해지나요 아니면 가라앉나요? 감각이 밖으로 퍼져나가나요 아니면 안으로 수축하나요? 감각이 이리저리 움직이나요 아니면 정확히 같은 자리에만 있나요? 감각의 특징이 조금이라도 바뀌나요?

자넷: 아직도 욱신거리긴 한데, 약간 밖으로 퍼져나가는 것 같아요. 지금은 좀 흩어지네요.

나: 아주 좋습니다. 감각에 어떤 변화가 일어나든 아무 문제가 없다는 걸 꼭 기억해 주세요. 왜냐하면 그건 안전한 것이니까요.

그러니 가만히 내버려두고 지켜보기만 하는 겁니다. 스노클링이나 스쿠버 다이빙을 할 때랑 비슷해요. 물에 둥둥 뜬 상태로 아름다운 물고기 떼를 구경하는 거죠. 물고기를 쫓아가려고 하지 마세요. 물고기를 잡으려는 게 아니에요. 차분하게 바라보기만 하는 겁니다. 당신의 허리가 바다이고, 느껴지는 감각은 물고기라고 생각하세요. 당신이 할 일은 그저 관찰하는 것뿐입니다. 그리고 나는 그 옆을 헤엄치는 상냥한 바다거북이인 거예요. 상냥하고, 사람의 말을 할 줄 아는 바다거북이. 네, 비유가 너무 나간 것 같죠?

이것이 신체 감각 추적의 세 번째 요소이다. 볼더 요통 연구를 진행하고 근사한 과학 용어를 좋아하는 요니는 이를 '긍정 감정 상태 유도positive affect induction'라고 부른다. 나는 그걸 '농담 따먹기'라고 부른다. 나 자신을 '말하는 거북이'로 그려보는 상상은 좀 실없는 행동이긴 하지만, 바로 그 점이 핵심이다. 이 모든 것이 '기분'에 관한 것이다. 가벼운 마음으로, 호기심을 갖고서 우리의 신체 감각을 관찰해 보자는 것이다.

가벼운 마음으로 주의를 기울이는 것은 신체 감각 추적의 중요한 요소이다. 과학자들은 실험 대상자들에게 행복한 사진을 보여주고, 웃기는 영상을 보게 하고, 신나는 음악을 들려주는 등의 방식으로 긍정 감정 상태가 미치는 영향을 연구한다.[5] 이 같은 실험은 사람들

이 기분이 밝을 때 통증과 관련한 두려움을 더 잘 극복한다는 사실을 보여준다.[6]

　나는 자넷이 가볍고 느긋한 기분을 유지하도록 유머를 활용했다. 하지만 이 말이 꼭 본인이 스스로에게 농담을 던져야 한다는 뜻은 아니다. 단순히 웃음이 터지는 것이 중요한 것이 아니라, 몸 안의 감각을 바라보는 방식이 중요하다. 긍정적이면서도 호기심을 품은 자세로 몸의 감각을 관찰하는 것에 대해서는 이 장의 뒷부분에서 좀 더 자세히 다룰 예정이다.

　나: 당신은 지금 허리에서 무슨 일이 일어나는지 그저 지켜보고 있는 중입니다. 관찰자로서 말이죠. 지금 느껴지는 것들은 백 퍼센트 안전한 감각이에요. 때때로 뇌가 그것을 통증으로 잘못 해석할 수 있지만, 사실은 안전한 겁니다. 지금은 허리에서 어떤 일이 벌어지는 것 같나요?
　자넷: 욱신거리는 느낌이 사라졌어요. 조금 더 차분해진 것 같네요. 그리고 더 넓게 퍼졌어요. 아까보다 덜 아프네요.
　나: 아주 좋습니다! 하지만 기억하세요. 그게 목표가 아니라는 거요. 통증의 양상이 어떻게 달라지든 상관없어요. 그냥 가벼운 마음으로, 호기심을 품고서 통증을 관찰하고 느껴보세요. 이렇게 하다 보면 지금 느끼는 감각이 안전한 것이라는 인식을 뇌에 강화시키게 됩니다. 이제 마지막으로 몇 초만 더 허리의 감각을

탐색해 볼게요…… 이제 눈을 뜨세요.

이 세션을 통해 자넷은 새로운 시각으로 자신의 통증에 집중해 볼 수 있었다. 예전의 자넷은 두려움으로 통증에 반응했고, 그로 인해 통증-두려움 순환에 갇혀버렸다. 하지만 신체 감각 추적을 하면서 자넷은 '안전'이라는 렌즈를 들고 그것을 통해서 통증을 탐색할 수 있었다. 이것은 허리의 감각을 적절하게 해석할 수 있도록 뇌의 신경 회로를 변화시키는 첫걸음이다.

'안전'이 우리의 핵심 키워드이다. 여러분이 직접 신체 감각 추적을 실습할 때도 언제나 '안전'을 염두에 두기 바란다. 신체 감각 추적의 모든 요소는 '위험하다'는 느낌을 낮추고 '안전하다'는 감각을 키우기 위해 고안된 것이다. 마음 챙김은 판단이나 두려움 없이 통증을 바라보게 해주는 방법이며, 안전 재평가 기법은 이때 느껴지는 감각이 위험하지 않다는 것을 뇌에 상기시킨다. 마지막으로 장난기 넘치는 분위기를 만들어주면 안전하면서도 호기심 어린 자세로 감각을 탐색할 수 있다.

이제 당신 차례이다

신체 감각 추적이 실제로 어떻게 진행되는지 살펴보면서 그 요소들을 이해했으니, 이제 직접 한번 시도해 보자. 언제, 어떻게 신체 감각을 추적해야 하는지에 관해서는 잠시 뒤에 더 자세히 이야기하겠지만, 그 전에 여러분이 몸소 이를 체험해 보면 좋겠다. 어떤 느낌인지 살짝 맛보기로 경험해 보는 것이다.

시작하기 전에 간단히 하나 짚고자 한다. 신체 감각 추적의 목표는 뇌가 통증과 맺고 있는 관계를 바꿔놓는 것이므로, 실습하는 동안 어느 정도의 통증을 겪는 쪽이 도움이 된다.(그렇다, 바로 지금이 통증이 있기를 바라는 유일한 순간이다.) 그러니 앉아 있을 때 통증이 있다면 앉은 자세에서 신체 감각 추적을 해보자. 서 있을 때 아프다면 서서 하고, 걸을 때 통증이 있다면 천천히 걸으면서 시도해 보자.

신체 감각을 추적하는 동안 눈을 감으면 내부 감각에 더 쉽게 집중하는 데 도움이 될 것이다. 하지만 걸어 다니면서 신체 감각을 추적하는 상황이라면 반드시 눈을 뜨기 바란다. 소파 테이블에 정강이를 부딪혀가며 뇌에게 안전하다고 가르칠 수는 없는 노릇이니까.

이렇게 해보길 바란다. 몸의 어느 부위에서 오는 것이든 지금 느껴지는 통증의 감각에 잠시 주의를 기울여보는 것이다.

통증을 탐색하면서 맨 먼저 할 일은 감각의 구체적 특성을 파악하는 것이다. 통증이 어떤 느낌으로 다가오는가? 꽉 조이는 감각인가? 화끈거리는 감각인가? 저릿저릿한 감가인가? 잠시 시간을 들여 자세히 확인해 보자.

감각의 특징을 파악했다면 다른 측면에 대해서도 조금 더 탐색해 보자. 통증이 넓게 퍼져 있는가, 아니면 좁은 부위에 국한되는가? 전체적으로 동일하게 아픈가, 아니면 특별히 더 아픈 지점이 있는가?

통증의 양상이 눈에 들어오기 시작했다면 이제 가만히 그 감각을 관찰해 보자. 애써 없애거나 바꾸려 하지 않아도 된다. 가벼운 마음으로 호기심을 갖고 지켜보면서 알아차리고 탐색하면 되는 것이다. 아래 사진이 당신의 마음을 가볍게 하는 데 도움이 되면 좋겠다.(공동 저자인 아론 지프의 여섯 살짜리 딸에게 이 사진을 보여주고 어떤 느낌이 드는지 물었다. 아이는 이렇게 답했다. "내 안에서 햇님이 빛나는 것 같아요." 이것이야말로 우리가 추구하는 바로 그런 기분이다!)

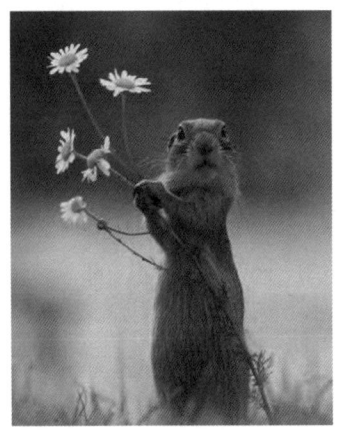

몸에서 느껴지는 감각에 집중하는 동안 알아차린 것은 무엇인가? 감각이 더 강해졌는가? 아니면 가라앉았는가? 감각의 특성이

변했는가? 혹은 감각이 느껴지는 부위가 바뀌었는가? 알아차린 것이 무엇이든 괜찮다. 그 감각은 안전한 것임을 기억하라. 몸에서 발생한 안전한 메시지를 당신의 뇌가 잘못 해석하고 있을 뿐이다. 그러니 편안히 앉아서 부담 없이 이 '쇼'를 바라보자.

몇 초만 더 아무런 판단이나 의도 없이 신체 감각을 살펴보라. 그러고 나면…… 이제 다 됐다.

축하한다! 당신은 지금 막 첫 번째 신체 감각 추적 실습을 해냈다. 과거 어느 순간엔가 당신의 뇌는 몸에서 오는 특정 감각을 위험하다고 잘못 학습하고 말았다. 그러나 신체 감각 추적을 통해 해당 신호를 재처리하면 뇌는 그 신호를 '안전'과 연관 짓게 될 것이다.

혼자서 신체 감각 추적을 하려고 할 때는 올바른 마음가짐을 갖는 것이 중요하다. 신체 감각 추적을 성공적으로 해내기 위한 버팀목이 되어줄 두 가지 지침을 소개하겠다. 강도를 낮춰 가벼운 마음으로 바라보기와 결과에 대한 독립적 자세 취하기가 그것이다.

강도를 낮춰 가벼운 마음으로 바라보기

몸속의 고통스러운 감각을 가벼운 마음으로 호기심을 갖고 추적한다는 것이 말처럼 호락호락하지 않을 수 있다. 통증은 아프고 괴로운 것인데다, 만성 통증 환자들의 경우 자신의 통증과 오랜 세월 정서적 관계를 맺어왔기 때문이다. 그로 인해 발생할 수 있는 상황을 나는 '매의 눈 감시 상태 hawk mode'라고 부른다.

환자들과 신체 감각 추적을 실습하기 시작하던 초창기, 환자들이 보이는 한 가지 공통된 주제가 눈에 띄었다. 통증에 주의를 기울이라고 하자 많은 이들이 뚫어져라, 강렬하게 통증을 노려보았다. 마치 한 마리의 매가 된 것처럼 통증을 샅샅이 감시했던 것이다.[7] 하지만 번뜩이는 매의 눈을 하고 있는 동안에는 결코 안전하다고 느낄 수 없는 법이다.

통증에 주의를 기울이는 다른 방법이 있다. 색색깔의 아름다운 노을을 감상할 때나 들판에 누워 머리 위로 떠가는 구름을 바라볼 때처럼 강도를 낮추고 가벼운 마음으로 바라보는 것이다. 여전히 관찰은 하되 너무 애쓰지 않고 그저 궁금해하며 바라보는 것, 이것이 바로 신체 감각 추적에 필요한 가벼운 마음가짐이다. 진정한 호기심을 가지고 통증에 주의를 기울이자 마침내 신체 감각 추적이 제대로 이루어졌다는 이야기를 많은 환자들이 나에게 들려주었다.

영화 〈오즈의 마법사〉의 클라이맥스 장면을 떠올려보자. 도로시, 허수아비, 양철 나무꾼, 겁쟁이 사자 모두가 맹렬한 기세로 마법사를 주목한다. 때로는 겁을 먹고, 때로는 화를 내면서도 팽팽한 긴장만은 풀지 않는 것이다. 그러나 토토의 경우 긴장감이라곤 조금도 찾아볼 수 없다. 호기심 많은 강아지답게 냄새를 맡으며 돌아다닐 뿐이다. "쿵쿵, 쿵쿵, 어, 이게 뭐지? 커튼이잖아? 난 커튼이 좋아! 안에 들어가 볼래! 어, 이 안에 사람이 있구나! 난 사람이 좋아! 커튼 한번 당겨볼까? 잡아당기기가 제일 재미있어!"

다른 친구들은 모두 지나치게 애를 쓴 나머지 위험에 빠졌다는 느낌에 갇힌 채 어찌할 바를 몰랐다. 그러나 토토는 가볍고 호기심 어린 태도 덕분에 주변을 탐색할 수 있었고, 그 결과 위험하다고 여기던 것이 환상에 불과하며 사실은 안전한 것이었음을 밝혀낼 수 있었다. 그러니 스스로 신체 감각 추적에 지나치게 몰두하고 있다고 느껴진다면, 마음속의 '매'는 날려 보내고 '토토'와 친구가 되어 보기를 바란다.

결과에 대한 독립적 자세 취하기

1958년부터 1960년까지 나의 아버지는 미시간 주립대학교 체조팀 선수였다. 아버지는 철봉 종목에서 전국 최고 수준의 선수 중 한 명이었지만, 아비 그로스펠드Abie Grossfeld라는 강력한 경쟁 상대가 있었다.

아버지와 아비 그로스펠드는 끊임없이 서로를 새로운 수준에 이르도록 밀어붙이곤 했다. 아버지가 2회전 공중 돌기로 모두를 놀라게 하면 곧바로 아비가 역방향 회전 돌기로 응수하는 식이었다. 그들은 대학 체조계의 빌 게이츠와 스티브 잡스 같았다.

어느 날 시카고에서 열린 한 체조 대회에서 아버지는 상상할 수 있는 가장 위험한 기술 중 하나를 쓰기로 결심했다. '홉 투 이글 hop to eagle'이라는 기술이었는데, 이 기술은 철봉을 잡고 물구나무를 선 자세에서 봉을 놓았다가 1초 뒤에 다른 그립으로 다시 봉을 잡는 동작이다.

　최상의 결과가 나온다면 역사를 새로 쓸 수 있었다. 최악의 결과가 나온다면, 아버지 자신이 '지나간 역사'가 되어버릴 터였다.

　만 명에 달하는 관중의 환호성을 받으며 아버지가 매트 위로 올라섰다. 준비한 프로그램을 절반쯤 소화했을 무렵 철봉을 잡고 거꾸로 선 자세의 아버지가 기술을 시도했다.

　아버지는 잡고 있던 봉을 놓았다.

　1초 뒤, 다시 봉을 잡으려고 손을 뻗었을 때…… 철봉은 그 자리에 없었다. 봉을 완전히 놓치고 말았던 것이다. 아버지는 그대로 바닥으로 곤두박질쳤고, 관중석에서는 숨을 삼키는 소리들이 들렸다.

　절뚝거리며 벤치로 돌아가면서 아버지는 약간 허탈한 기분이 들었다. 하지만 그보다 훨씬 더 강렬한 감정도 올라왔다. 자부심으로 가슴이 벅찼고, 자신의 과감함에 뿌듯한 기분도 들었다. 그는 홉 투 이글을 성공시키지는 못했지만 할 수 있는 최선을 다했다.

　이것이 바로 결과에 독립적인 자세이다. 결과가 어떻든 스스로 성공했다고 느낄 수는 있는 것이다. 중요한 것은 결과가 아니라 행동에 옮겼다는 사실 그 자체이다. 신체 감각 추적에도 이와 같은 방식으로 접근하는 것이 좋다.

　나 자신의 통증에 대해 처음으로 신체 감각 추적을 시도했던 날, 나는 얼떨결에 결과로부터 독립적인 자세를 취했다. 허리 아래쪽으로 은근한 화끈거림이 느껴져서 그 감각을 가만히 바라보기 시작

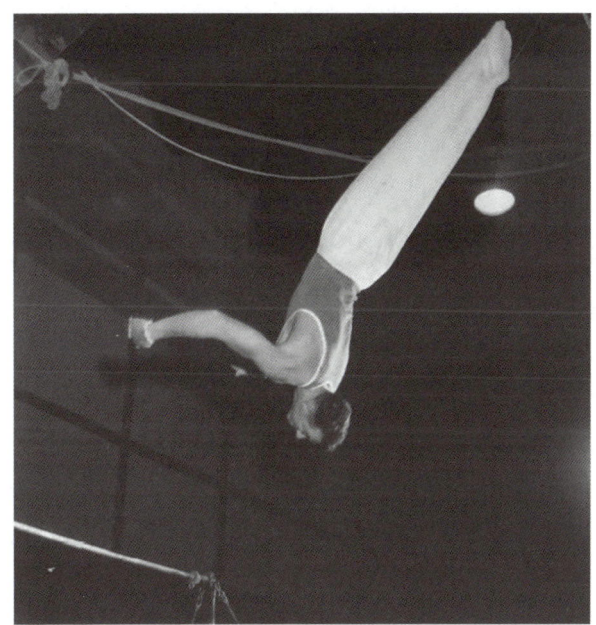

아버지 스탠 고든Stan Gordon, 1959년

했던 기억이 난다. 썩 유쾌한 느낌은 아니었지만 나는 이 감각이 안전한 것이라고, 내 몸에는 아무 문제가 없다고 스스로에게 거듭 말했다.

계속해서 통증을 관찰하는 사이 감각이 달라지기 시작했다. 처음에는 더 강해졌다가, 살짝 가라앉는가 싶더니, 화끈거리는 느낌에서 찌르는 듯한 느낌으로 바뀌었다. 그러더니 곧 욱신욱신한 감각으로 통증의 성질이 완전히 달라지는 것이 아닌가.

대체 무슨 일이 벌어지고 있었던 걸까?

나는 나의 뇌가 보여주는 힘에 경이로움을 느끼기 시작했다. 내가 〈스타 워즈〉의 수호 기사 제다이라도 된 걸까? 어떻게 이런 일을 해낼 수 있지? 나는 계속해서 탐색해 보았다. 특별히 뭔가를 바라는 마음은 없었다. 그저 다음에는 어떤 현상이 펼쳐질지 궁금한 마음에 지켜보고 있었을 뿐이고, 그런 체험을 하고 있다는 사실 자체가 흥미로웠다.

그러자 놀라운 일이 벌어졌다. 갑자기 통증이 사라져버린 것이다! 여전히 허리에서 뭔가가 느껴지긴 했지만 더 이상 불쾌한 감각이 아니었다. 좋지도 나쁘지도 않은, 중립적인 느낌이었다. 오랜 세월 끝에 드디어 통증을 없앨 방법을 찾았구나 싶었다. 적어도 당시에는 그렇게 생각했다.

다시 허리 통증이 찾아왔을 때 나는 신체 감각 추적을 또 한 번 시도했다. 하지만 이번에는 좀 달랐다. 나에게는 분명한 목표가 있었다. 통증이 사라지기를 바라고 있었던 것이다. 더 이상 순수한 호기심으로 몸의 감각을 탐색하지도 않았고, 체험 자체를 즐긴 것도 아니었다. 좌절감이 들고, 조급한 마음이 올라왔다. 당연히 제다이 같다고 느끼지도 못했다. 통증 또한 계속되었다.

처음 신체 감각을 추적했을 때 나는 결과에 대해 독립적이었다. 결과가 어떨지에 대해서는 신경 쓰지 않은 채 그저 궁금한 마음으로 통증을 관찰하며 안전하다는 메시지를 전했다. 두 번째 신체 감각 추적을 시도했을 때 나는 상황을 종료시키기 위한 수단으로 그 기법을 활용했다. 통증을 없애겠다고 마음먹었던 것이다.

그러나 통증을 없애려고 애쓰면 애쓸수록 우리는 통증이 위험하다는 믿음을 더 강화하게 된다.

그렇다면 통증이 사라지기를 바라면 안 된다는 말일까? 통증이 사라지기를 바라는 것은 지극히 당연한 일이다! 바로 그 목표를 이룰 수 있도록 도우려고 나는 이 책을 쓰고 있다. 하지만 장기적인 목표와 단기적인 목표 사이에는 차이가 있다.

나의 아버지가 시카고에서 '홉 투 이글'에 실패했던 그날, 아버지는 시도했다는 것만으로 큰 자부심을 느꼈다. 하지만 그에게는 장차 전미 대학체육협회NCAA가 주관하는 선수권 대회에서 우승하고 싶다는 꿈도 여전히 있었다. 좀 더 작은 규모의 체조 대회에서는 결과에 대한 독립성이 보장되었기에 비난받을 두려움이나 부담감 없이 여러 기술을 시도해 보는 것이 가능했던 것이다. 그 덕분에 그의 기량은 일취월장했다. 결국 2회 연속 전미 대학선수권대회 우승[8]이라는 쾌거를 달성하고야 말았다.(이 점에 대해 누군가 관심을 보이면 아버지는 조금의 수줍음도 없이 무용담을 펼치신다. 심지어 본인의 자동차 번호판 차량 번호도 '전미 대학선수권대회 2회 우승'을 뜻하는 I1NCAA로 해두셨다. 아빠, 동네방네 소문내기의 달인이시네요.)

신체 감각 추적 실습을 할 때도 똑같은 전략을 쓰는 것이 효과적이다. 어떤 일이 일어나든 연연해하지 않는 '결과에 대한 독립적 자세'를 통해 당신은 통증이 안전한 것이라는 믿음을 뇌에 각인시킬 수 있다. 그러다 보면 뇌도 그러한 가르침을 학습할 것이고, 결국 통증이 사라지게 될 것이다. 단기적으로 결과에 대한 독립적 자세를 유지하는 것이 통증 제거라는 장기 목표를 이루는 데 도움이 되는 것이다.

환자들은 처음 신체 감각 추적을 시작할 때 대개 결과에 대한 독립적 자세를 취하기 어려워한다. 당신 또한 처음에는 쉽지 않을 수 있다. 그래도 괜찮다. 시간이 쌓이고 실습이 거듭되면 점점 더 쉬워질 것이다.

| 환자의 관점 |

욜란다 이야기

신체 감각 추적을 처음 시작했을 때, 그건 저에게 너무나 낯설게 느껴졌습니다. 허리 쪽에 주의를 기울인다는 건 저에겐 언제나 문제를 바로잡으려고 애쓴다는 뜻이었으니까요. 그때까지는 '이 경련을 풀려면 어떤 스트레칭을 해야 할까?' '얼음 찜질을 하는 편이 좋을까?'라는 식으로만 생각했었어요. 저의 모든 관심은 통증을 없애는 쪽으로만 쏠려 있었죠. 그래서 가만히 앉아 내 몸에서 어떤 일이 벌어지는지 그저 지켜보기만 한다는 것이 말처럼 쉽지 않았어요.

신체 감각을 추적할 때 도움이 된 방법 중 하나는 용어를 바꾸는 것이었습니다. '통증'이라고 생각하면 반드시 없애야 할 무언가로 여겨졌어요. 그래서 그것을 그저 하나의 '감각'으로만 생각하기 시작했어요. 그러자 굳이 그것을 고치려고 하지 않아도 된다는 느낌을 받을 수 있었습니다.

도움이 된 또 다른 방법은 허리의 감각을 표현할 때 쓰는 수식어를 세심하게 골라보는 거였어요. 뜨거운 느낌일까, 차가운 느낌일까? 따끔따끔한 느낌일까, 잡아당기는 느낌일까, 쿡쿡 찌르는 느낌일까? 무슨 이유에서인지는 모르겠지만 적당한 표현을 고르는 데 시간을 들이면 관찰을 해나가는 데 도움이 되더라고요.

저는 점점 더 호기심 가득한 태도로 신체 감각 추적에 임할 수 있었습니다. 그 뒤로는 감각이 훨씬 순해지더니 결국은 통증이 가라앉았더군요.

저는 삶의 다른 영역에서도 문제를 해결하려는 자세를 좀 더 내려놓기 시작했습니다. 예전의 저는 인간 관계나 직장 내의 크고 작은 문제들을 모조리 뜯어고치려고 에너지를 쏟곤 했어요. 지금의 저는 "그냥 있어 보지 뭐. 이미 일어난 일은 일어난 일이니까"라는 식입니다. 뭐든지 당장 손을 보지 않아도 된다는 사실이 큰 해방감을 주었어요.

이제는 통증이 있었던 것에 감사할 수 있는 정도까지 되었습니다. 통증이 없었다면 잠시 멈춰 서서 내 인생을 어떻게 대하고 있는지 살펴볼 기회를 가질 수 없었을 거예요. 그렇다고 해서 내일부터 다시 아프고 싶다는 말은 아니고요!

언제 추적해야 할지 알아야 한다

나는 컨트리 음악을 자주 듣는 편은 아니지만, 늘 좋아했던 노래가 하나 있다. 케니 로저스Kenny Rogers가 부른 것으로 유명한 〈더 겜블러The Gambler〉라는 노래이다. 노래에는 "어디로 가는지도 모르는 기차" 안에서 한 도박꾼을 만나는 이야기가 나온다. 컨트리 음악에 어울리게도 위스키 한 잔과 담배 한 개비를 건네자 도박꾼은 다음과 같은 인생의 조언을 들려준다.

You've got to know when to hold'em,(언제 잡아야 할지)
know when to fold'em,(언제 접어야 할지)
know when to walk away,(언제 떠나야 할지)
and know when to run.(언제 도망칠지를 알아야 해.)
You never count your money(돈은 세지 마.)
when you're sittin' at the table,(테이블에 앉아 있을 때)
there'll be time enough for countin'(세어볼 시간은 충분할 거야.)
when the dealin's done.(판이 다 끝나고 나면.)

도박꾼은 포커에 대해, 좀 더 폭넓게는 인생에 대해 말하고 있지만, 케니 로저스는 신체 감각 추적에 대해 노래한 것이나 마찬가지다.

신체 감각 추적은 통증을 극복하기 위한 강력한 도구이다. 하지만 이 도구를 지니는 것만으로는 충분하지 않다. 핵심은 언제 신체 감각을 추적할지, 언제 멈출지를 아는 것이다. 6장에서는 효과를 극대화하고 후퇴를 최소화하기 위해 고안한 신체 감각 추적 실습법을 안내할 것이다. 이제 '그 과정' 속으로 들어가 보자.

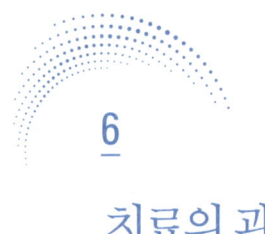

6
치료의 과정

필라델피아 세븐티식서스Philadelphia 76ers는 빛나는 역사를 자랑하는 미국 프로 농구팀이다. 월트 체임벌린Wilt Chamberlain, 줄리어스 어빙Julius Erving, 찰스 바클리Charles Barkley 같은 역사상 가장 위대한 농구 선수들이 세븐티식서스 유니폼을 입었다. 하지만 최근 들어 필라델피아 팬들이 내세울 것이라곤 화려한 과거뿐이다. 세븐티식서스가 1983년 이후 단 한 번도 NBA 우승을 거두지 못했기 때문이다.

2013년, 필라델피아 세븐티식서스 농구팀은 샘 힌키Sam Hinkie라는 분석가를 신임 단장으로 영입했다. 힌키는 우승을 노릴 만한 팀을 만들기 위해 다소 논란의 여지가 있는 전략을 선택했다. 이기고자 한다면 최고의 선수진을 갖춰야 한다는 사실을 샘 힌키는 잘 알고 있었다. 최고의 선수를 얻으려면 매년 열리는 NBA 신인 드래프트에서 가장 높은 순번의 선수 지명권을 가져야 한다. 그렇다면 1순위 지명권은 어떻게 획득할 수 있을까?

시합에서 져야 한다.

최악의 성적을 거둔 팀에게는 가장 먼저 선수를 뽑을 수 있는 지명권이 주어지기 때문이다. 따라서 샘 힌키의 대담한 계획은 '지는 것'이었다. 그것도 아주 제대로, 몇 년을 연속으로 지고 또 지는 것. 힌키의 전략이 먹힐지 회의를 품는 사람들도 있었다. 어느 스포츠 기자는 한 기사에서 힌키를 향해 '사기꾼' '멍청이' '얼간이'라고 비난했다. 그러나 힌키는 물러서지 않았다. 그는 세븐티식서스 팬들에게 인내심을 갖고 기다려달라고 당부했다. 이것은 신뢰를 필요로 하는 장기적인 팀 빌딩 과정이었다.

그래서 그는 필라델피아가 보유한 최고의 선수들을 전부 팔아버렸다. 그다음으로는 평균 수준의 선수들까지도 팀에서 모두 방출시켰다. 그랬더니 팀이 무너져내렸다. 차마 보기 괴로울 정도로 아주 극심하게. 2014년, 필라델피아 세븐티식서스는 NBA 최다 연패 기록을 세웠다. 2015년에는 그 연패 기록마저 갱신했다.

하지만 팬들은 "과정을 믿자"며 스스로를 타일렀다.

시간이 흐르면서 힌키의 계획이 서서히 효과를 발휘하기 시작했다. 필라델피아는 뛰어난 기량을 지닌 신인 선수들을 영입하게 되었다. 하지만 1순위로 지명한 선수 한 명이 발을 다쳐 1년을 뛸 수 없게 되었다. 이후 또 다른 1순위 지명자가 발에 부상을 입더니 2년이나 못 뛰게 되었다!

그때도 팬들은 말했다. "과정을 믿자."[1]

2017년, 드디어 모든 톱니바퀴가 맞물려 돌아가기 시작했다. 세븐티식서스는 훌륭한 신인 선수들을 충분히 모았고, 주전 선수들이 모두 건강을 회복했으며, 시합에서 승리를 거두기 시작했다. 그들은 내리 다섯 경기를 이겼다. 그다음에는 10연승을 이어갔고, 마침내 무려 15연승이라는 대기록을 달성했다!

필라델피아의 열혈 팬들은 몇 년 동안이나 "과정을 믿자"고 되뇌며 스스로를 애써 달래왔지만 더는 작게 되뇔 필요가 없었다. 세븐티식서스가 이기는 경기를 하기 시작하자 2만 명에 달하는 팬들의 "과정을 믿자!"라는 우레와 같은 함성 소리가 경기장 가득 울려 퍼졌다.

필라델피아는 17년 만에 가장 많은 승을 거두며 시즌을 마무리했다.[2] 하지만 이는 최악의 상황에서 믿음을 갖지 않았더라면 결코 불가능했을 위업이었다.

이번 장 후반에서는 신경가소성 통증을 극복하는 '과정'을 안내할 것이다. 여기에는 통증의 강도에 따라 달라지는 다양한 전략들이 포함된다. 실질적인 치료의 과정을 따르다 보면 오르막과 내리막을 만날 것이다. 때로는 잘해 나가고 있다는 느낌이 들 테지만, 때로는 과연 이게 맞는지 의심이 들기도 할 것이다. 하지만 필라델피아 세븐티식서스의 팬들이 그랬던 것처럼 포기하지 말고 끝까지 꿋

꿋하게 계속하기 바란다. 상황이 최악일수록 '과정을 믿어야' 한다.

물론 과정을 믿으려면 과정이 어떻게 작동하는지 이해할 필요가 있다.

두려움을 마주하다

앞서 설명했듯이, 신경가소성 통증은 일종의 착오에서 비롯한 것이다. 몸이 보내오는 신호가 마치 위험한 것인 양 뇌가 잘못 해석한 결과인 것이다. 그리고 통증을 둘러싼 두려움은 이러한 위험의 메시지를 더욱 강화시킨다. 따라서 우리는 이때의 두려움을 제대로 다룰 수 있어야 한다.

어떤 두려움이든 극복하고 싶다면 방법은 하나뿐이다. 두려워하는 바로 그것에 노출되는 것이다.[3] 예를 들어 사람들 앞에서 말하는 것이 두려운데 그것을 극복하고 싶다면 사람들 앞에 나서서 말을 해야 한다. 고소공포증이 있다면 고층 건물에 올라가야 한다. 사람들과의 갈등이 두렵다면 추수감사절에 우리 부모님 댁으로 오기 바란다.

신경가소성 통증에 대한 두려움을 극복하려면 통증 자체에 노출되어야 한다. 만성 통증을 앓고 있다면 이미 통증에 지겹도록 노출된 셈이지만, 당신에게는 좀 더 특별한 종류의 노출이 필요하다. 이

때 활약을 펼치는 것이 바로 신체 감각 추적이다. 안전한 방식으로 통증에 주의를 기울이다 보면, 당신은 두려움을 극복하고 뇌의 신경 경로를 변화시키는 데 필요한 종류의 노출을 할 수 있게 된다.

그러나 노출은 양날의 칼과도 같다. 무서워하는 대상을 맞닥뜨리면 두려움이 줄어들 수도 있지만 오히려 더 무서워질 수도 있다. 어떨 때 노출이 효과적으로 이루어지는지 이제 본격적으로 이야기해 보자.

교정 경험

몇 년 전, 내 친구 필이 로키라는 이름의 개를 유기견 보호소에서 입양했다. 로키는 아주 순하고 귀여운 강아지였지만 태어나서 몇 해 동안 학대를 당한 탓에 신경이 무척이나 예민했다. 문 밖에 누가 온 기척만 나면 로키는 쌩하고 달아나 소파 뒤로 숨었다. 학대의 경험 때문에 '사람=위험'이라는 학습이 이루어진 것이다. 가엾은 녀석.

필의 친구라면 누구나 로키가 사람을 무서워한다는 걸 알고 있었다. 그래서 우리는 필의 집에 갈 때마다 로키에게 다정하게 대해주려고 각별히 노력했다. 부드러운 목소리로 말하고, 갑작스럽게 움직이지 않았으며, 로키가 받아들일 준비가 되어 있을 때에는 귀도 열심히 긁어주고 배도 많이 쓰다듬어 주었다.

안전하다고 느껴지는 방식으로 낯선 사람과 상호 작용을 거듭하면서 로키는 사람에 대한 두려움을 조금씩 줄일 수 있었다. 이를

'교정 경험corrective experience'이라고 부른다. 수많은 교정 경험을 하고 나자 로키는 두려움을 잊고 '사람=안전'이라는 새로운 공식을 세울 수 있었다. 이제 문 밖에 누가 왔다는 소리를 들으면 로키는 소파 뒤로 숨는 대신 현관으로 달려나가 신나게 손님을 맞이한다.

두려움의 근원에 노출되었는데도 안전하다고 느낀다면 그것이 바로 교정 경험이며,[4] 신경가소성 통증의 극복으로 나아가는 길이다. 교정 경험을 충분히 쌓으면 당신의 뇌는 몸에서 오는 신호가 사실은 안전한 것임을 배우게 될 것이다.

그러나 위험하다고 느껴지는 방식으로 두려워하는 대상을 마주하게 되면 오히려 두려움이 더욱 강화될 수 있다.

후퇴

볼더 요통 연구에 참여할 기회를 얻었을 때, 나는 나 혼자서 모든 환자들을 치료할 수는 없다는 걸 알고 있었다. 도와줄 사람이 필요했고, 크리스티가 딱 맞는 적임자였다. 우리가 함께 손발을 맞춰온 지도 벌써 몇 년이나 되었고, 더구나 그녀는 통증 재처리 요법의 전문가였으며, 환자들의 신망도 두터웠다. 단 하나 문제가 있었다. 크리스티는 비행기 타는 것을 무서워했다.

크리스티는 두려움에 맞서보겠다고 용감하게 나섰고, 나도 그녀에게 격려의 말을 건넸다.

나: 비행기를 타고 LA와 콜로라도를 오가는 건 사실 좋은 일이에요. 교정 경험을 해볼 기회가 얼마나 많겠어요!

크리스티: 네, 좋아요……

처음 몇 차례 비행기를 탈 때만 해도 내 말대로 되는 듯했다. LA로 돌아오던 어느 날 운명의 항공편을 만나기 전까지는.

그날, 크리스티는 낙천적인 마음으로 편안하게 항공기에 탑승했다. 그때까지의 비행기 여행이 모두 순조로웠으니 그럴 만했다. 가운데 좌석에 앉게 된 크리스티가 옆자리 여성에게 인사를 건넸다. 서로 이름을 주고받지는 않았으므로, 나는 그녀를 '파멸의 도나Doomsday Donna'라고 부르겠다. 그 이유는 들어보면 알 것이다.

파멸의 도나: 그거 알아요? 이 비행기 기종이 최근에 퇴출된 거요. 아마 이 비행기도 이번 운항이 마지막일지도 몰라요. LA까지 무사히 갈 수 있으려나 모르겠네요.

크리스티: 뭐라고요?!

알고 보니 파멸의 도나는 크리스티보다 비행기 타는 걸 훨씬 더 무서워하는 사람이었다. 또 누구든 들어주는 사람한테는 자신의 두려움을 서슴없이 쏟아내는 사람이기도 했다. 그 비행기가 정말 퇴출 직전의 고물이었을까? 어떻게 알겠는가? 크리스티에게는 팩트 체크를 할 시간이 없었다. 비행기는 이륙 중이었고, 크리스티의 불안도 치솟아 오르고 있었다.

크리스티는 긴장 이완 연습을 하고, 스스로에게 안전하다는 메시지를 보내고, 파멸의 도나와는 최대한 눈을 마주치지 않으려고 애쓰면서 남은 비행 시간을 견뎠다. 하지만 LA 국제공항으로 최종 진입하려고 할 때, 비행기 아래쪽에서 이상하게 끼긱거리는 소리가 들렸다.

파멸의 도나: 랜딩 기어에 문제가 생긴 것 같아요.
크리스티: 아, 아마 별일 아닐 거……
파멸의 도나: 바퀴가 비행기에서 안 빠지는 거겠죠. 이제 우린 랜딩 기어도 없이 착륙하게 생겼다고요!
크리스티: (끄응)

돌이켜보면 파멸의 도나가 뭘 제대로 알고 한 말은 절대 아니었다. 그러나 그 순간에는 크리스티도 완전히 공황 상태였기 때문에 논리적으로 생각할 겨를이 없었다. 그녀의 머릿속은 바다 위로 비상 착륙하는 긴급 상황을 상상하고, 좌석 뒷주머니에 꽂힌 안전 카드를 제대로 읽지 않은 스스로를 원망하느라 바빴다.

비행기가 지면을 향해 돌진해 내려갈수록 크리스티의 손톱은 좌석 팔걸이에 더욱 깊숙이 박혀 들어갔다. 크리스티가(그리고 크리스티의 팔걸이가) 더 이상은 버틸 수 없는 한계에 다다른 바로 그때 기체가 바닥에 닿는 것이 느껴졌다. 무사히 땅 위에 착륙한 것이다. 바퀴도 랜딩 기어도 아무 문제 없이 작동했다. 비행은 무사히 마쳤지만, 피해는 이미 발생한 뒤였다. 크리스티는 완전히 탈진해 버렸다. 이후 45분이 지나도록 크리스티는 한 마디 말도 꺼낼 수 없었다.

두말할 필요도 없이 이것은 교정 경험이 아니었다. 크리스티는 분명 두려움에 노출되었지만, 안타깝게도 그다지 안전하다는 느낌 속에서 노출된 것이 아니었다. 안전하다는 느낌 속에서 노출이 이루어져야 교정 경험으로 이어진다. 노출이 있었지만 위험하다는 느낌을 불러일으켰다면[5] 두려움은 더 힘이 세져버린다. 이것은 우리가 바라는 것과는 정반대의 것이므로, 우리는 이를 '후퇴setback'라고 부른다. 괜찮다. 후퇴는 생기게 마련이며, 일시적인 것에 불과하다. 후퇴를 경험한 후에도 크리스티는 계속해서 비행 공포증과 싸웠다. 인내심을 갖고 교정 경험을 더 많이 쌓아갔으며, 옆자리에 앉은 사람에게 말을 거는 행동은 삼갔다.

치료의 과정을 거치다 보면 때때로 후퇴를 경험할 것이다. 이는 모든 통증 환자들이 마찬가지다.

나의 환자 한 명은 친구들과 햄버거를 먹으러 나갔다가 그런 후퇴를 겪었다. 나가기 전 통증이 조금 신경 쓰이긴 했지만 친구들과 어울리고 싶은 마음이 너무도 컸다. 하지만 안타깝게도 점심을 먹는 내내 통증이 계속 욱신거리는 바람에 그의 외출은 처참한 시간이 되고 말았다. 좌절감 속에서 그는 생각했다. '좋아하는 일 겨우 하나 하는데도 통증이 모든 걸 망쳐놓는구나!'

또 다른 환자는 며칠 동안 꽤 좋은 상태를 유지하다가 아들과 대화를 하던 중 그만 스트레스를 받고 말았다. 통증이 급격히 심해지더니 꼬박 이틀을 심한 고통에 시달렸다. 실의에 빠져 그녀는 생각했다. '조금만 스트레스를 받아도 이렇게 엄청난 통증이 밀려오는데 내가 어떻게 나을 수 있겠어?'

세 번째 환자는 갑자기 통증이 재발했는데, 겉으로는 아무 이유도 없어 보였다. 느닷없이 뒤통수를 맞은 느낌이었다. 그 점이 그녀를 더욱 무섭게 했다. 통증이 왜 나타나는지 이유를 모르면 멈추게 할 수도 없을 것 같았기 때문이었다.

각자 처한 상황은 달랐지만 세 환자 모두 통증을 둘러싼 두려움은 이전보다 커졌다. 이것이 바로 '후퇴'이다. 하지만 이 모든 후퇴들이 일시적인 것이었다고 말할 수 있어 기쁘다. 세 환자 모두 '과정'에 대한 믿음을 잃지 않고 회복을 향해 꾸준히 나아갔다.

후퇴는 통증 없는 삶으로 가는 길 위에 놓인 과속 방지턱과도 같다. 가는 속도를 늦추게 할지는 몰라도, 경로를 벗어나지만 않는다면 결코 당신을 멈춰 세울 수 없다.

바람직한 노출

두려움이 아무리 강해도 교정 경험을 충분히 하면 우리의 뇌는 새로운 이해를 발전시켜 나아가기 시작한다. 통증-두려움 순환에서 벗어나는 안전한 방식 아래서 자신의 통증을 느껴보면 된다. 신체 감각 추적이 바로 그 방법이다.

앞서 말했듯이 신체 감각 추적은 '안전'이라는 렌즈를 통해 자신의 통증에 노출되는 방법이다. 다시 말해 교정 경험을 할 수 있도록 정교하게 설계된 노출 기법이 곧 신체 감각 추적인 것이다.

신체 감각 추적은 통증 재처리 요법을 굳건히 받쳐주는 주춧돌과도 같다. 하지만 치료의 과정을 밟아 나아가려면 또 다른 도구인 '회피 행동avoidance behavior'도 필요하다.

노출의 반대

두려움의 근원을 마주하는 것이 바로 노출이라면, 두려움으로부터 달아나고자 하는 것은 회피 행동이다. 내 친구 필이 입양한 강아지 로키가 소파 뒤에 숨었을 때 로키는 바로 회피 행동을 한 것이다. 크리스티가 볼더 요통 연구를 위해 콜로라도를 오갈 때 비행기를 타는 대신 스물두 시간이 걸리는 버스를 탔더라면, 그것도 회피 행동이었을 것이다. 이는 매우 타당한 반응이다.

사람들은 회피 행동을 할 때 때때로 죄책감을 느낀다. '회피'라는 용어가 문제로부터 도망친다는 뉘앙스를 풍기기 때문이다. 그러나 전략적으로 활용한다면 회피 행동은 두려움을 극복하기 위한 효과적인 도구가 될 수 있다.[6]

회피 행동은 만성 통증 환자들에게 아주 흔히 나타난다.[7] 통증을 줄이기 위해 하는 행동, 혹은 애초에 통증을 자극하지 않기 위해 하는 행동 모두가 회피 행동에 해당한다. 이는 사람마다 다르다. 회피 행동의 대표적인 예를 살펴보기 위해 3장과 4장에서 소개했던 환자들에게로 돌아가 보자.

- 멜라니는 평생 걱정을 달고 살아오면서 만성 두통을 얻은 환자였다. 그녀에게는 통증을 줄이는 데 도움이 되는 몇 가지 회피 행동이 있었다. 관자놀이를 마사지하면 아픈 것이 잠깐 가라앉곤 했으며, 두통이 심한 날에는 방을 어둡게 하고 누워 있거나 뜨거운 물을 받아 목욕을 했다.
- 제임스는 농구를 하다 허리를 다친 (그리고 읽지 못한 이메일이 늘 쌓이는) 환자였다. 앉아 있을 때 그의 허리 통증이 유발되었기 때문에 제임스가 자동으로 취하는 회피 행동은 일어서는 것이었다. 긴 시간 앉아 있어야 하는 경우 제임스는 허리 쿠션과 찜질팩을 활용해 통증을 줄였다.
- 레베카는 타이핑을 할 때 손과 손목이 아팠던 대학생이다. 그녀가 주로 취한 회피 행동은 키보드를 두드리지 않는 것이었다. 또 손목을 스트레칭하고 꺾어주면 조금 낫다는 사실도 **발견했다**.
- 배리는 입 속에 만성 구강 통증이 생긴 환자였다. 그에게는 효과가 좋은 회피 행동이 하나 있었는데 바로 민트 캔디를 씹는 것

이었다. 민트 맛이 강할수록 더 좋았다. 민트 맛에 정신을 빼앗기는 동안에는 통증을 덜 의식하게 되었기 때문이다.

만성 통증에 시달리는 경우 회피 행동은 하나의 삶의 방식으로 자리를 잡는다. 시행착오를 거듭하면서 통증을 예방하고 최대한 잘 관리하는 법을 익히는 것이다. 당신도 자기만의 회피 행동에 대해 생각해 보기 바란다.[8] 통증이 심할 때 도움이 되는 것은 무엇인가? 이제부터는 본인의 회피 행동을 치료 과정의 일부로 활용하는 방법을 안내하고자 한다.

조각 맞추기

나는 종종 조카들과 보드 게임을 한다. 아이들이 제일 좋아하는 게임은 '미끄럼틀과 사다리 게임'으로, 아마 당신도 어릴 때 해본 적이 있을 것이다. 이것은 아주 단순한 주사위 놀이이다. 게임판을 따라 말을 이동시켜서 결승점에 먼저 도착하면 이긴다. 사다리가 있는 칸을 만나면 몇 칸 뛰어넘을 수 있기 때문에 승리하기가 더 쉬워진다. 우리 조카들은 사다리를 만나면 복권이라도 당첨된 것처럼 환호하는데 그 모습이 얼마나 귀여운지 모른다. 반대로 미끄럼틀이 있는 칸에서 멈추면 뒤로 미끄러지듯 내려가 몇 칸을 손해 보게 된다. 이건 그렇게까지 귀엽지는 않다. 눈물바람 끝에 게임판이 뒤집히는 사태가 가끔씩 발생하기 때문이다.

통증 재처리 요법도 이와 똑같은 방식으로 작동한다. 우리의 결승점은 통증 없는 삶을 사는 것이다. 교정 경험은 사다리와도 같다. 당신의 뇌가 통증이 실은 안전한 것이라는 사실을 깨닫고 나면 결승점에 부쩍 가까워진다. 후퇴는 미끄럼틀이다. 통증과 위험성 사이의 결합이 좀 더 단단해지고, 당신은 목표에서 살짝 미끄러져 내려간다.

통증 재처리 요법이라는 게임에서 '이기기' 위해서는 교정 경험의 횟수는 최대한 늘리고 후퇴의 횟수는 최대한 줄여야 한다. 그렇게 하기 위해서는 신체 감각 추적과 회피 행동이라는 두 가지 강력한 도구가 필요하다. 각각의 도구를 어떻게 활용해서 결승점에 도달해야 하는지 정확하게 알려주는 것이 곧 치료의 과정이다. 그런데 과정의 실질적인 내용으로 들어가기 전에 두 가지 조언을 먼저 하고 싶다.

첫째, 치료 과정은 당신에게 언제, 무엇을 해야 할지 알려줄 것이다. 하지만 그 점에 숙제처럼 매달리거나 집착하지 않았으면 좋겠다. 꼭 해야 한다는 압박감, 빨리 해내야 한다는 다급함 없이 가이드라인을 접하기 바란다. 기억하자. 압박감은 뇌의 경계 수준을 높여 긴장하게 만든다. 우리는 안전하면서도 느긋한 느낌 속에서 과정을 실습할 것이다. 한 걸음씩 단계를 따르다 보면 결국에는 통증이 사라질 것이라는 사실을 기억하고, 당신의 삶을 최대한 즐기기 바란다. 과정을 믿자!

둘째, 후퇴를 겪는 것은 정상이다. 별일 아니니 겁먹지 않았으면 좋겠다. 우리의 목표가 "후퇴의 횟수를 최소화하는 것"이라고 말한 것에 주목하라. 나는 "후퇴를 없애라"고 말하지 않았다. 그것은 불가능하기 때문이다. 후퇴를 겪었다고 해서 근심에 빠지거나 자책하지는 말자. 그런 반응은 그저 기분을 엉망으로 만들며 뇌의 경계 수준을 높일 뿐이다. 내가 조카들에게 했던 것과 똑같은 조언을 여러분에게도 하고 싶다. "미끄럼틀을 만났을 때 속상한 마음이 드는 건 당연해. 그 마음 잘 알아. 나도 미끄럼틀은 싫어. 하지만 미끄럼틀은 게임의 전부가 아니라 일부일 뿐이야. 미끄럼틀 때문에 노는 즐거움마저 포기할 필요는 없잖아. 아직 엄청 많은 사다리가 너희를 기다리고 있단다! 그러니까 제발 동생 그만 때리렴."

이제 더 이상 지체하지 않고 본론으로 들어가겠다. 치료 과정은 통증의 강도를 보면서 진행한다. 당신이 느끼는 통증의 정도에 따라 각기 다른 전략을 동원해 후퇴를 최대한 피하면서 교정 경험을 쌓을 수 있도록 도울 것이다.

통증이 심한 경우

통증 수준이 높다면 현재 뇌는 상당한 위험을 느끼고 있는 상태이다. 이때는 교정 경험을 하는 것이 사실상 불가능하다는 뜻이다.

그러므로 신체 감각 추적은 아예 시도하지 않을 것이다. 그래도 괜찮다. 교정 경험을 할 기회는 나중에 생길 것이다. 그때까지는 가능한 한 후퇴를 줄이는 데 주력해야 한다. 그러니 통증이 심할 때는 회피 행동을 적극 활용해 보자.

10분마다 일어나거나 10분마다 앉아야 한다면 그렇게 하라! 쿠션이나 뜨거운 물주머니를 대줘야 하거나 아픈 부위를 마사지해야 한다면 그렇게 하라! 통증이 심한 경우에는 그나마 편안하다고 느끼게 해주는 것이라면 무엇이든 해보자. 해서는 안 되는 단 하나의 행동은 통증을 억지로 참으며 정면 돌파하는 것이다. 나는 값비싼 대가를 치르고 이 교훈을 얻었다.

치료 과정을 개발하기 훨씬 전이던 어느 날 허리가 심하게 아파왔다. 나는 엄청난 절망감에 사로잡혔다. 나의 통증이 신경가소성이라는 것을 알 만큼 충분히 증거를 모았지만, 통증을 없애는 법은 아직 밝혀내지 못한 상태였다. 나는 생각했다. '좋아, 통증에 한번 맞서보자. 내가 앉고 싶으면 얼마든지 오래 앉아 있을 수 있다는 걸 나의 뇌에게 증명해 보이겠어!' 그래서 나는 차에 올라타 기름을 가득 채우고, 쿨 랜치 맛 도리토스 과자(도리토스 브랜드에서 생산하는 유명하고 인기 있는 맛의 과자 중 하나—옮긴이)처럼 중요한 물품들을 챙긴 뒤, 차를 한 번도 세우지 않고 샌프란시스코까지 달렸다.

로스엔젤레스에서 샌프란시스코까지는 차로 다섯 시간이 걸린다. 세 시간이 지나자 나의 허리 통증은 통증 지수 10점 중 9점에 이르렀다. 하지만 나는 이를 악물고 통증을 참았다.

네 시간이 지나자 통증이 통증 지수 10점 중 10점으로 올라갔다. 하지만 나는 계속 밀어붙였다.

다섯 시간이 지났을 때 나는 깨달았다. '아, 아까는 10점 중에 10점이 아니었구나. 지금이 10점 중 10점이다!'

마침내 샌프란시스코에 도착했을 때 나는 통증 때문에 정신이 혼미했다. 내가 어디에 있는지도 파악이 안 됐다. 선착장에 대한 희미한 기억이 한 조각 남아 있을 뿐이다. 주차를 하고, 차 문을 연 뒤, 나는 땅으로 굴러떨어졌다. 통증에 휩싸인 채 그곳에 드러누워 있던 내게 남은 것이라고는 후회, 그리고 도리토스뿐이었다.

나는 나의 뇌에게 가르침을 주고 싶었고, 실제로 그렇게 했다. 하지만 안타깝게도 "통증이란 생각했던 것보다 훨씬 더 위험하다"라는 가르침을 전하고 말았다. 내 평생 역대급 후퇴의 경험이었다.

사람들은 통증이 심할 때 끝까지 참고 버티면 강해질 수 있다고 생각하는 경우가 있다. 그러나 실상은 정반대다. 통증을 억지로 참으려고 하면 후퇴로 이어진다. 통증에 맞서 싸우는 순간, 우리는 뇌를 경계 태세로 내몰며 통증은 위험한 것이라는 메시지를 강화할 뿐이다.

통증이 심할 때 우리는 이미 다양한 회피 행동들을 하고 있을 수 있다. 아주 좋은 일이다. 특별히 회피 행동을 하고 있지 않았다면 지금이 한번 시작해 볼 때이다. 어느 쪽이든 과정의 이 단계에 이르면 또 다른 요소가 등장한다.

통증이 심할 때 당신의 뇌는 위험을 경고하는 신호로 가득 찬다. 그 때문에 두렵고 절망스런 생각 속으로 빠져들기가 예사이다.[9]

"나는 절대 통증에서 벗어나지 못할 거야."

"나에게는 이 과정이 통하지 않는군."

"난 틀렸어."

통증이 아주 심했을 때 내가 품었던 끔찍하고 절망적인 생각들을 모으면 일기장 한 권을 빼곡히 채우고도 남을 것이다. 우리가 극심한 고통에 시달릴 때 이런 생각을 하지 않기란 쉽지 않다. 그런데 바로 이런 식의 생각들이 우리를 더 깊은 두려움 속으로 몰아넣는다.

태어나 처음으로 천둥 번개를 접하는 어린아이를 상상해 보라. 번쩍거리는 빛과 요란한 소리 때문에 아이는 이미 겁에 질렸다. 그런 아이에게 이런 말을 한다면 어떻게 될까? "우와, 큰일 났다. 이렇게 세상이 끝나나봐!"

아이는 단순히 무서운 것을 넘어 공포에 사로잡히게 된다. 이 아이에게 정말로 필요한 것은 달래주는 것이다. 위험하지 않다고, 폭풍우는 지나갈 것이며 괜찮을 거라고 말해주는 차분하고도 든든한 목소리 말이다.

통증이 심할 때 당신에게 필요한 것도 바로 이와 똑같다. 그러므로 회피 행위를 하는 것과 더불어 스스로에게 안전의 메시지를 보내주어야 한다. 안전하다는 느낌을 갖게 해주는 말이라면 무엇이든 좋다. 목표는 한껏 고조된 경계 상태를 차분히 가라앉히는 것이다. 나의 환자들에게 효과가 있었던 메시지 몇 가지를 예로 들면 다음과 같다.

- "이건 지나가는 거야. 나는 괜찮을 거야."
- "나는 안전해, 그리고 내 몸도 건강해."
- "나의 뇌는 내가 위험에 빠졌다고 생각하지만, 그건 잘못 울린 경보음일 뿐이야."
- (당연하게도) "과정을 믿자."

이 말들보다 더 중요한 것은 그 안에 깃든 정신이다. 취지는 위험을 감지하고 겁에 질린 당신의 뇌를 안전의 메시지로 진정시키는 것이다.[10] 이는 통증-두려움 순환을 끊는 데 있어 큰 부분을 차지한다.

심한 통증을 겪고 있으면서 계속 회피 행동을 하기는 어려울 수 있다. 스스로에게 안전의 메시지를 보내는 일도 매번 가능하지 않을지도 모른다. 하지만 둘을 최대한 활용하여 이 어려운 시기를 좀 더 견딜 만하게 만들고 후퇴를 최소화하도록 하자.

통증이 약하거나 중간 정도인 경우

통증이 약하거나 중간 정도인 경우에도 회피 행동은 계속해서 할 수 있다. 할 수 있는 한 편안하게 느껴지는 상태로 지내는 것은 언제든 좋기 때문이다. 하지만 통증이 조금 참을 만한 상태가 되었다면, 신체 감각 추적을 통해 교정 경험을 해볼 기회가 생긴 셈이다. 기억하자. 이때 집착해서는 안 된다. 지나치게 치열하게 임하거나 성급해져서도 안 된다. 애쓰지 말고 가볍게 접근하는 것이 좋다. 이런 식으로 생각할 수 있다. "통증 지수 10점 중에 2점밖에 안 되는 상태라니 훌륭한데! 신체 감각 추적을 시도해 볼 좋은 기회야."

신체 감각을 추적하는 동안 통증이 변하거나 이동하거나 줄어드는 것은 괜찮다. 교정 경험을 성공적으로 해낸다고 해서 반드시 통증이 사라진다는 뜻은 아니다. 그것은 장기적인 목표로 두고, 지금 당장은 통증이 위험하지 않다는 사실만 강화해 주면 된다. 그 무엇도 바꾸려고 하지 않고 지나친 열심도 내려놓은 채로 신체 감각을 추적할 때 바로 그런 일이 이루어진다. 목표는 좋은 기분을 느끼는 것이다. "와, 살짝 노출을 시도해 봤는데 느낌이 괜찮네!"

나의 환자들은 이 과정에 들어갈 때 늘 다음과 같은 질문 두 가지를 똑같이 던진다.

1. 신체 감각 추적을 할 때 한 번에 얼마나 오래해야 하나요?

자전거를 처음 탔을 때를 떠올려보라. 새로운 활동이기 때문에 익숙해지기까지는 시간이 필요하다. 처음에는 자전거 위에서 고작 몇 초 버티다가 내려올 수밖에 없을 것이다. 하지만 연습을 하면 점점 더 오래 자전거를 탈 수 있게 된다.

신체 감각 추적도 똑같은 방식으로 접근할 것을 권한다. 시작은 짧게 하라. 그러면서 점점 시간을 늘려나가라. 몸에 긴장이 느껴지거나 통증 부위가 너무 아프다면 곧바로 멈추자.

신체 감각 추적을 처음에는 단 1초밖에 하지 못하던 환자도 있었다! 함께 2초에 도전해 보았는데 그것도 견디기 힘들어했다. 괜찮다. 더 긴 시간 편안하게 이어갈 수 있을 때까지 그녀는 계속해서 1초씩만 신체 감각에 주의를 기울였다.

우리 몸이 하는 말에 귀를 기울이자. 가벼운 마음으로 호기심을 갖고 통증을 살펴보는 중이라면 계속 진행해도 좋다. 해치워야 할 일처럼 느껴지거나 너무 심각해진다 싶으면 이제 그만 멈춰야 할 때이다. 느긋하고, 안전하고, 기분 좋은 느낌 속에 있다면 신체 감각 추적을 제대로 하고 있다는 뜻이다.

신체 감각 추적 경험이 쌓이면 자신에게 가장 잘 맞는 방식을 스스로 결정할 수 있게 된다. 물론, 할 수 있다고 해서 무조건 길게 해야 하는 것은 아니다. 내 환자들 중에는 5분 실습을 좋아하는 이들도 있지만, 어떤 환자들은 5초만 가볍게 점검한 뒤 일상 생활로 돌아가는 쪽을 선호한다.

2. 신체 감각 추적은 얼마나 자주 해야 하나요?

이 질문의 경우 누구에게나 맞는 하나의 정답은 없다. 어떤 환자들은 엄격한 규칙과 구체적인 시간표를 제시해 주기를 원하는데,

그럴 때 나는 양보다 질이 더 중요하다고 대답한다. 목표는 이런저런 상황에서 일어나는 교정 경험을 포착해 가면서 인생을 최대한 즐겁게 사는 것이다.

나 역시도 신체 감각 추적을 처음 연습하기 시작했을 때는 규칙을 엄격하게 짜놓고 따랐다. 하루에 몇 차례, 한 번 할 때는 5분간, 이런 식으로 말이다. 이 방법은 나에게 맞지 않았다. 의무적으로 꼭 해야만 하는 일처럼 느껴졌고, 제대로 못하면 죄책감이 뒤따랐다.

그래서 방법을 바꿨다. 일상 생활을 하면서 신체 감각 추적을 실습하기 시작한 것이다. 기분 좋은 하루를 만끽하며 차를 몰고 마트에 가는 중에라도 통증이 너무 심하지 않으면 잠깐 몸의 감각을 체크해 본 뒤 하던 일을 계속했다. 어떤 날은 하루에 대여섯 번을 그러기도 하고, 어떤 날은 전혀 하지 않기도 했다.

부담을 내려놓자 신체 감각을 추적하는 일이 재미있어졌다. 그 후로는 하고 싶어질 때, 하고 싶은 만큼만 해나갔다.

신체 감각 추적을 얼마나 자주 하느냐는 어떤 태도와 마음가짐으로 그것을 하느냐에 비하면 그리 중요하지 않다. 나를 가장 잘 아는 것은 바로 나 자신이다. 평소 본인이 의욕이 넘치는 편이라면 신체 감각 추적을 향한 집착이 시작되려고 할 때 스스로를 자제시키도록 하사. 신체 감각 추직을 진심으로 즐기고 있다면 계속 그렇게 원히는 만큼 해나가면 된다.

통증이 전혀 없을 때

아무런 증상도 없을 경우, 통증에 노출될 일은 없다. 따라서 교정 경험도 생기지 않고, 후퇴를 겪을 위험도 없다. 이런 시기에도 통증을 극복하기 위해 할 수 있는 일들이 있을까? 물론 있다. 두려움의 수준을 전반적으로 낮추기 위해 해야 할 것들이 있는데, 이 점에 대해서는 7장과 8장에서 다루도록 하겠다.

| 환자의 관점 |
그레이스 이야기

'영원히'라는 말처럼 무서운 것은 없습니다. 저는 그 말을 가장 두려워했습니다. 남은 평생을 통증 속에 살아야 한다고 생각하면 감당이 안 됐어요. 그 점이 제 회복에 결정적인 영향을 미쳤습니다.

처음 치료를 시작했을 때는 비교적 빠르게 차도가 나타났어요. 통증이 줄었고, 할 수 있는 일이 점점 늘어났죠. 하지만 얼마 안 가 통증이 재발하자 덜컥 겁이 나더군요. 지금까지 잘해왔는데, 어째서 다시 뒤로 되돌아가는 거지?

상황을 걷잡을 수 없다는 느낌이 들었어요. 그러니 내가 더 열심히 노력하고, 신체 감각 추적을 더 자주 해야 도움이 될 거라고 생각했죠. 오전, 오후, 그리고 밤까지 신체 감각 추적을 하기 시작했습니다.

저는 누가 방법을 알려주면 될 때까지 해보는 사람이에요. 이번에도 그렇게 하려고 했죠. 하지만 무리였습니다. 제가 지나치게 애를 쓴 거죠. 하지만 그때는 그런 줄도 모르고 강박적으로 매달렸어요.

그러다 결국 깨달았습니다. 통증을 없애기 위해 내가 너무 심하게 발버둥 치고 있었다는 걸요. 그래서 오히려 더 큰 스트레스를 불러일으키고 있었다는 걸 말이에요. 접근법을 바꿔야 했죠.

일단 신체 감각 추적을 하는 횟수를 줄여보았어요. 하지만 더 중요한 건 신체 감각 추적을 다른 방식으로 하기 시작했다는 거예요. 해치워야 할 일처럼 생각하는 대신, 나 자신을 돌보는 방법으로 생각을 전환했죠. 나 자신이 안전하다고 느낄 수 있게요.

통증을 덜 무서워하게 되자 아픈 것도 줄어들었습니다. 다시 희망을 품게 되었어요. 잘될 때가 있으면 안 될 때도 있고, 좋은 날과 그렇지 않은 날이 공존하리라는 건 이미 알고 있었지만, 이제는 그런 기복을 어떻게 다루면 되는지까지 배웠습니다.

요즘도 이따금씩 가벼운 통증이 올라오지만 더 이상 두렵지는 않습니다. 회사에서 스트레스를 많이 받은 날이면 목과 어깨가 뻣뻣해지지만 당황하지 않아요. 통증을 다루는 법을 확실히 배웠으니까요. 통증이 영원하지 않다는 것도 알고요.

과정을 따라가다 보면

이제 통증의 강도에 맞춰 자신의 증상에 대처할 여러 전략들을 갖추게 되었다. 그러나 치료 과정은 곧게 뻗은 직선의 길이 아니다. 아침에는 통증이 심하다가, 오후에는 말짱했다가, 밤에 다시 통증 강도가 오르는 경우도 있다. 하지만 전혀 문제없다. 통증의 양상보다는 그것에 어떻게 반응하느냐가 중요하다.

통증이 심하든, 약하든, 중간 정도이든, 이제 당신은 헤쳐나갈 가이드라인을 얻었다. 또한 주어진 순간마다 당신이 할 수 있는 최선의 방법으로 뇌가 안전하다고 느낄 수 있게끔 가르치고 있는 것이다.

기회가 문을 두드릴 때

우리는 통증이 사라지면 들떴다가 통증이 돌아오면 실망하는 경향이 있다. 당연한 일이다. 통증이라는 감각이 워낙 고약한 것이다 보니 통증이 심해졌을 때 우리는 언짢아질 수밖에 없다. 하지만 자연스러운 것임에도 불구하고 이러한 반응은 우리를 다시금 통증-두려움 순환 속으로 밀어 넣는다.

이때는 통증의 발생에 대한 우리의 관점을 바꾸면 도움이 될 것이다. 통증이 나타나는 것을 하나의 기회로 여기는 것이다. 당신도 이제 알겠지만 교정 경험을 얻는 유일한 방법은 통증에 노출되는 것뿐이다. 교정 경험을 할 때마다 우리의 뇌는 통증이라는 감각이 실은 안전하다는 것을 배운다. 그러니 통증이 느껴질 때마다 그것을 뇌의 신경 경로를 변화시킬 기회로 바라보는 것이다.

내 환자들 중에는 교정 경험을 하는 데 너무 능숙해진 나머지, 다음번 통증이 찾아오길 내심 기대하는 이들도 있다. 그들에게는 "올 테면 와보라지!"라는 식의 자신감 있는 태도가 엿보인다. 그렇다, 나도 잘 안다. 이것이 얼마나 엉뚱한 소리로 들리는지. 만성 통증을 앓는 경우 인생의 많은 시간을 통증에서 벗어나려고 애쓰면서 보내게 마련이라 누군가 통증을 반가워한다고 상상하기란 어려울 것이다. 하지만 정말로 그런 사람들이 있다.

그런 자신감 있는 태도로 통증을 대한 데이지Daisy라는 환자의 이야기를 나는 좋아한다. 처음 치료를 시작했을 때 그녀는 6년이나 허리 통증으로 고생한 상태였다. 가장 끈질기게 통증을 유발한 요인은 허리를 숙이는 자세였다. 데이지는 요가 강사였기 때문에 이는 특히나 곤란하기 짝이 없었다!

데이지는 신체 감각 추적과 치료 과정을 기꺼이 받아들였다. 몇 주가 지나자 그녀에게는 교정 경험이 점점 더 많이 쌓였다. 통증은 점점 줄어들고, 자신감은 올라갔다. 7간의 두려움이 정말 떠나가려는 것 같았다. 그러나 통증이 확 줄면서 신체 감각을 추적할 기회도 함께 줄어들었다. 그래서 데이지는 허리에서 통증의 기미가 느껴지기만 해도 교정 경험을 시도할 생각에 신나했다.

어느 날 데이지에게서 문자가 왔다. "오늘 정원 가꾸기를 세 시간이나 했는데 신체 감각을 추적할 기회가 두 번밖에 안 왔어요." 오후 내내 허리를 구부린 채 마당에서 구슬땀을 흘렸는데도 허리 통증이 고작 두 번 찌릿하고 온 게 다여서 실망한 것이다. 이것이야말로 힘 있고 자신감 넘치는 태도가 아닌가!

모든 사람이 통증에 자신감 있는 태도를 취해야 한다는 건 아니다. 자신의 스타일과 맞지 않다면 억지로 그럴 필요는 없다. 진짜로 마음이 내키는 경우에만 하도록 하자. 나의 환자들 중 많은 이들이 "올 테면 와보라지!" 마인드 없이도 통증에서 벗어났다.

하지만 자신감 있는 자세를 취하는 것이 본인에게 잘 맞는다면 신체 감각을 추적할 기회를 적극적으로 찾아나서도 좋다. 예를 들어 걸을 때 통증이 유발되는 경우라면 일부러 동네를 한 바퀴 거닐어보는 것이다. 개인적으로는 통증 앞에 자신감 있는 태도를 취하는 이런 접근 방식을 좋아하지만, 여전히 서두르지 않는 것이 중요하다. 대뜸 마라톤부터 신청하지는 말자.

소거 폭발

많은 통증 환자들의 경우, 두려움이 줄어들고, 증상이 누그러지며, 드디어 진정으로 회복이 이루어지려는 바로 그 순간, 콰쾅! 강렬한 통증의 습격이 찾아온다. 이것은 당연하게도 그들을 공포에 빠뜨려 다시금 통증-두려움 순환 속으로 빨려 들어가게 만든다.

이러한 현상을 이해하려면 약 80년 전으로 거슬러 올라가 하버드 대학교의 심리학자 B.F. 스키너Skinner를 만나야 한다. 스키너는 행동이 어떻게 학습되는지를 연구한 인물이다. 온갖 종류의 흥미로운 실험을 진행했는데, 심지어 비둘기 한 쌍에게 탁구 치는 법을 가르친 적도 있다.[11]

그의 실험 중 가장 잘 알려진 것은 상자 안에 쥐를 넣어두고 관찰한 실험이다.[12] 쥐가 레버를 누르면 먹이가 나오도록 되어 있었기 때문에, 쥐는 배가 고플 때마다 레버를 누르는 행동을 자연스럽게 학습했다. 그러던 어느 날 예상치 못한 반전이 일어났다. 장치가 망가진 것이다.[13] 쥐는 여느 때와 다름없이 레버를 눌렀지만 먹이 장치가 막혀버렸다. 아무리 레버를 눌러도 쥐에게 돌아오는 것은 아무것도 없었고, 결국 쥐는 레버를 누르는 행동을 멈추고 말았다. 강화되지 않는 행동은 지속되지 않는다. 이를 '소거extinction'라고 한다.[14] 마치 공룡이 이 땅에서 사라진 것처럼 어떤 행동도 자취를 감춰버리는 것이다.

하지만 쥐가 완전히 포기하기 직전에 한 가지 흥미로운 현상이 발생했다. 쥐가 레버를 미친 듯이 누른 것이다. 끈질기게 노력하면 맛있는 먹이를 얻을 수 있을지도 모른다는 희망을 품고 쥐는 레버를 누르고 누르고 또 눌렀다.

이를 '소거 폭발extinction burst'이라고 부른다.[15] 한바탕 몸부림을 쳐

보지 않고서는 어떤 행동도 순순히 포기되지 않는 법이다.

당신이 두려움과 맺고 있는 관계를 진정으로 바꾸어야 통증-두려움 순환을 끊을 수 있고, 그럴 때 증상도 사라지기 시작한다. 그러나 이미 오랜 기간 두려움이 삶의 일부로 자리 잡고 있었다면, 당신의 뇌는 두려움에 익숙해졌을 것이다. 한번 익숙해진 것은 곱게 물러나지 않을 수 있다.

많은 환자들이 원래 앓던 통증이 갑작스럽게 재발하는 방식으로 소거 폭발을 겪는다. 새로운 유형의 통증으로 이러한 소거 폭발을 경험하는 이들도 일부 있으며, 볼더 요통 연구의 몇몇 참가자들은 통증이 발이나 무릎, 고관절로 옮겨가는 형태로 소거 폭발이 나타나기도 했다.

오래된 통증이 되돌아오려는 것이든 완전히 새로운 통증이 시작되는 것이든 해법은 동일하다. 흔들림 없이 가던 길을 계속 가는 것이다. 두려움의 함정에 빠져들지 말고 하던 일을 꾸준히 계속하라. 통증 재처리 요법의 과정이 제시하는 치료 기법들을 계속 실천하면서 뇌에게 통증이란 안전한 것임을 가르치자. 소거 폭발은 지나갈 것이다.

준비가 되지 않은 상태에서 소거 폭발을 맞닥뜨리면 무서운 마음이 들 수 있다. 하지만 소거 폭발의 원리를 이해하면 두려워할 게 없다는 것을 알게 된다. 이것은 오히려 긍정적인 신호일 수도 있다. 소거 폭발은 소거로 가는 도중에만 발생하는 것이기 때문이다. 그러니 소거 폭발을 경험했다면 스스로에게 이렇게 타이르자. "나는 올바른 방향으로 가고 있어. 이건 내 통증이 떠나가려 한다는 신호야!"

과정의 실행

앞의 두 장에 걸쳐 신체 감각 추적, 치료 과정, 노출, 교정 경험, 후퇴, 회피 행동, 소거 폭발 등의 내용을 차례로 다루었다. 이제 이 모든 조각들이 어떻게 하나로 합쳐지는지를 보면 크게 도움이 될 것이다. 그러면 한나Hannah라는 이름의 환자가 통증 재처리 요법의 전 과정을 어떻게 거쳤는지 한번 살펴보자.

한나는 볼더 요통 연구 때 내가 맡은 환자로, 허리와 골반이 만나는 엉치뼈 부위에 10년도 넘는 통증을 앓고 있었다. 그녀의 통증 지수는 10점 만점 중에서 2점과 9점 사이를 오르락내리락했다. 그동안 한나는 여러 의료 전문가들을 만나고 다양한 진단을 받았다. 인대 이완증이 있고, 고관절이 너무 많이 돌아가고, 한쪽 다리가 다른 다리보다 짧고, 척추측만증이 있다는 이야기도 들었다고 했다. 한나는 건강하고 활동적인 여성이었지만, 이 모든 진단들 때문에 스스로를 늘어진 인대와 뒤틀린 뼈 무더기 같다고 느끼고 있었다.

한나에게 통증을 유발하는 주된 요인은 걷기였다. 그동안 받은 진단을 토대로 한나는 자신의 몸속에서 다음과 같은 일들이 벌어지고 있다고 상상하는 시나리오를 짰다. "내가 걸으면 고관절이 너무 많이 돌아가. 그래서 엉치뼈가 제자리에서 빠져나와 짓눌리는 거지." 걸으면 그토록 아팠던 것도 놀랄 일이 아니었다. 뼈가 움직이고 짓눌리는 상상은 그녀의 마음속에 엄청난 두려움을 심어주었다.

한나에게는 걷기 말고도 통증 유발 요인이 두 가지 더 있었다. 첫째로, 무릎 높이보다 낮은 의자에 앉으면 한결같이 아팠다.(자동차 운전석이 대표적이다.) 실제로 항상 깔고 앉을 쿠션을 가지고 다녀야 했기 때문에 그녀는 스스로를 '쿠션 걸'이라고 불렀다. 둘째로, 서 있으면 허리에 무리를 주었다. 이 점이 특별히 불편했던 이유는 한나가 하루에도 몇 시간씩 서서 학생들을 가르치는 교사였기 때문이었다.

한나는 통증 때문에 심한 좌절감을 느꼈다. 충분히 이해할 수 있는 일이었다. 통증에 화가 날 때도 많았고, 어떤 때는 가구에 화를 내기도 했다.(한번은 나에게 "제가 앉기에는 너무 낮은 의자가 집에 하나 있어요. 그 의자 때문에 너무 짜증이 나요"라고 말했다.) 하지만 대개 한나가 화를 내는 대상은 바로 자기 자신이었다. 통증을 자기 탓으로 돌리며 스스로를 비난하던 한나는 나에게 이렇게 고백하기도 했다. "벌써 10년이나 흘렀어요. 지금쯤이면 해결책을 찾아냈어야죠." 두려움에 더해, 한나는 스스로를 심하게 압박하고 있었고, 이것이 그녀를 더 높은 경계 상태에 있게 하는 역할을 했다.

치료 1회차 때 나는 신경가소성 통증이 어떻게 작동하는지, 우리가 통증-두려움 순환 속에 어떻게 갇히게 되는지를 설명했다. 한나는 오랫동안 신체 구조상의 문제로 본인의 통증이 비롯되었다고 믿고 있었지만 한번 마음을 열어보겠다고 약속했다.

나는 한나에게 어떻게 신체 감각 추적을 해야 하는지 알려주고, 치료 과정의 규칙도 설명해 주었다. 통증이 심할 때는 최대한 회피 행위를 해야 한다고도 말했다. 걷는 것을 최소화하고, 수업 중에는 높은 의자나 스툴에 앉고, 쿠션을 마음껏 쓰라고도 일렀다. 하지만 통증이 덜할 때는 신체 감각 추적을 통해 교정 경험을 확보해 보라고 권했다.

다음 치료에 온 한나는 여전히 아팠고, 이전보다 더 많이 답답해했다. "알랜, 제가 신체 감각 추적을 제대로 못하나 봐요!"(앞서 말했듯 한나는 본인에게 가혹한 편이다.) 그래서 그동안 어떻게 해왔는지 함께 이야기를 나눴는데, 역시 지나친 열의를 기울여 신체 감각 추적을 하고 있었다. 울분이 워낙 많이 쌓여 있다 보니 신체 감각 추적을 할 때 가벼운 마음이나 호기심을 갖기가 어려웠다. 한나는 "통증과 사투를 벌이는 느낌"이라고 털어놓았다. 그래서 신체 감각 추적을 도구가 아니라 무기처럼 쓰려고 했던 것이다. 그녀는 단순히 매의 눈으로 통증을 노려보고만 있던 것이 아니었다. 매의 발톱으로 통증을 갈기갈기 찢어버리고 싶어 했다! 그렇게 통증에 맞서 싸우느라 한나는 자기도 모르는 사이에 통증의 위험성을 더욱 강화시키고 있었던 것이다.

한나는 새롭게 시작할 필요가 있었다. 우리는 사무실 밖으로 나왔다. 콜로라도의 날씨는 화창하고 아름다웠다. 우리는 주차장 쪽을 산책하며 얼굴에 닿는 햇살을 만끽했다. 한나는 이 틈에 짧게 신체 감각 추적 실습을 하고 나더니 마침내 그동안 지나치게 힘이 들어갔다는 것을 깨닫고 내려놓을 수 있었다. 잠깐이었지만 통증과 싸우지 않았던 것이다. 통증과 싸우지 않자 아주 자연스럽게 신체 감각 추적이 이루어졌다. "통증을 고치려 들지 않고 그냥 지켜보기만 한 건 처음이에요." 그녀의 말이다.

이때의 성공을 계기로, 나는 새로이 발견한 그 가벼운 마음으로 계속 신체 감각 추적을 해볼 것을 권했다. 그 전까지 한나는 한 번에 5분씩 했던 신체 감각 추적을 이제 한 번에 5초만 하는 걸로 그 시간을 대폭 줄였다. 가끔은 교정 경험이 찾아오기도 하고, 그렇지 못할 때도 있었다. 하지만 연습을 거듭하면서 그녀는 점점 나아졌다. 신체 감각 추적을 할 때 지나치게 애쓰는 일이 줄었고, 그러자 오히려 신체 감각 추적 시간이 점점 길어졌다. 그녀의 뇌는 몸에서 느껴지는 감각을 새롭고 안전한 방식으로 이해하기 시작했다. 10년 만에 통증이 훨씬 낮아졌다.

바로 그때, 하이킹 사건이 발생했다.

연구를 마칠 무렵, 자신감이 붙은 한나는 장거리 하이킹을 감행했다.(정확히 13.5km였다.) 집에 돌아왔을 때 그녀의 허리는 10점 만점에 9점 수준의 통증을 부르짖고 있었다. 최악의 소거 폭발이었다.

한나는 충격에 빠졌다. 나에 대해서도, 치료에 대해서도 실망이 컸다. "모든 걸 당장 집어치워 버리겠다"고 선언하기까지 했다. 통증이 돌아오자 모든 것이 함께 되돌아왔다. 그녀가 가졌던 두려움, 지나치게 팽팽한 긴장감, 스스로를 압박하고 몰아붙이는 태도까지. 한나는 자기가 결국 실패했다고 느꼈다.

몇 시간 뒤, 한나는 아직은 포기할 때가 아니라고 마음을 다잡았다. 그녀는 '과정을 믿는' 쪽으로 의식적인 선택을 내렸다. 자기 자신에게는 이렇게 말했다. "이건 일시적인 현상이야. 내가 안전하다는 걸 나는 알고 있어." 이틀 후 한나의 허리는 소거 폭발이 일어나기 전의 상태로 되돌아왔다.

한나는 치료 과정을 계속하면서, 할 수 있을 때마다 교정 경험을 쌓아갔다. 또한 본인의 일상을 이어나가는 일에도 집중했다. 그러자 결국 그녀의 통증은 완전히 사라졌다. 여전히 달라진 게 없는 똑같은 자동차의 똑같은 운전석이지만 쿠션 없이 앉아 차를 몰아도 허리가 전혀 아프지 않다. 집에 있는 낮은 의자를 봐도 더 이상 짜증이 나지 않았는데, 그것은 그 의자에 얼마든지 앉을 수 있기 때문이었다. 자주 걷고 장거리 하이킹도 하지만 한나의 허리는 끄떡없다.

연구 종료 6개월 뒤, 한나는 자신의 경험에 대해 이렇게 말했다.

"이 치료는 제 인생을 바꿔놓았어요. 연구 당시 알랜이 저에게 이렇게 물은 적이 있어요. '통증이 전혀 없는 사람이 될 수도 있다는 발상을 받아들일 수 있나요?' 제 대답은 '아니요!'였습니다. 그런 건 상상도 할 수 없는 일이었으니까요. 너무 오래 통증을 느끼며 살아서 그런 모습은 언감생심 그려볼 수조차 없었죠.

이제 저는 오래 전의 정체성에서 새로운 정체성으로 변신한 느낌입니다. 저는 통증과 제 자신을 동일시하던 것을 끊어내야 했어요. 거기 딸려 있던 두려움과 수치심도요. 통증을 없애려고 무던히도 애쓰던 태도를 내려놓자 통증에서 해방되어 인생을 즐기게 되었습니다."

이제 당신 차례이다

이제 당신도 자신의 통증을 치료하기 시작할 준비가 되었다는 사실을 전할 수 있어 기쁘기 그지없다. 당신은 통증과 두려움에 대해 알게 되었을 뿐 아니라 뇌의 놀라운 힘에 대해서도 알게 되었다. 거기에 신체 감각 추적도 시도해 보았으니 치료 과정의 규칙을 따라 이를 적절히 활용할 준비도 마친 셈이다.

한나가 그랬던 것처럼 잘될 때도 있고 잘 안 될 때도 있을 것이다. 치료 기법들 중에는 직관적으로 접근할 수 있는 것도 있고, 좀 더 연습이 필요한 것도 있다. 이미 여러 번 말했지만 한 번 더 말하겠다. 과정을 믿자. 그리고 자신을 믿자. 당신만큼 당신에 대해 잘

아는 사람은 없다. 나는 통증 재처리 요법의 기법들뿐 아니라 그 안에 담긴 의미까지 설명하고자 노력했다. 목표를 이해했다면 가는 길은 직접 만들어갈 수 있다. 당신에게 차분하고 안전한 느낌을 주는 것이 있다면 어떤 수를 써서라도 그것을 계속해 나아가기 바란다. 두려움이나 통증을 일으키는 것이 있다면 잠깐 숨을 돌리고 쉬어가자. 치료 과정은 고지식하게 규칙을 준수하거나 자신에게 완벽을 강요하려는 것이 아니다. 당신의 뇌에게 새로운 길을 천천히 그리고 부드럽게 가르쳐주고자 하는 것이다.

이것이 작별의 말처럼 들리지 않기를 바란다. 나는 아직도 나누고 싶은 것들이 많기 때문이다. 지금까지는 '안전'이라는 개념을 활용해 통증을 직접 다루는 것에 초점을 맞추었다. 하지만 아무것도 없는 진공 상태에서 통증이 발생하는 법은 없다. 다음 장에서는 전반적인 안전 감각을 향상시켜 통증은 물론 일상 생활 자체를 개선하는 법을 보여주고자 한다.

7

지나친 경계 습관에서 벗어나기

태풍이 불어닥치듯 진료실로 돌진해 온 레이첼Rachel이 의자에 털썩 앉으며 외쳤다. "늦어서 정말 죄송해요!" 기업의 고위직 간부인 레이첼은 몇 년째 두통을 앓고 있다. 환자로 만난 지 몇 주 되지 않았지만 이런 식의 등장은 이미 기본 인사로 자리 잡았다. 우리는 잠시 수다를 떨었고, 이윽고 그녀는 자신이 지난주에 겪은 증상에 대해 이야기했다.

나: 지난번에 '두려움'의 중요성에 대해 이야기했죠. 두려움 때문에 뇌가 고도의 경계 상태로 긴장하게 되고, 그 때문에 통증이 생길 수 있다고요.

레이첼: 네, 그 점에 대해서 좀 생각해 봤는데요. 저는 별로 두려움이 없는 것 같아요.

나: 그럼 이렇게 한번 물어볼게요. 오늘 여기까지 운전해 올 때 어떤 느낌이었나요?

레이첼: 음, 늦기 싫어서 엄청 서둘렀죠. 이번 주에는 꼭 제 시간에 가자고 다짐했거든요. 그런데 막 나서려는 참에 중요한 메일이 와서 곧바로 답장을 해야 했어요.

나: 그랬군요. 오늘 이메일 확인은 몇 번이나 했나요?

레이첼: 음, 급한 불을 몇 번 꺼야 했어서…… 한 50번 정도?

나: 알겠습니다. 마지막 질문이에요. 아까 여기까지 운전해서 오는 길에 늦어서 서둘렀다고 했는데, 혹시 차에서도 이메일을 확인했나요?

레이첼: 아…… 네, 그래도 빨간 불일 때만 했어요. 위험할 건 하나도 없었다고요!

나: 한번 정리해 볼게요. 오늘 여기 오기 전까지 급한 불도 껐고, 늦지 않으려고 서둘렀죠. 아직 오전인데 이메일은 50번 넘게 확인했고, 운전 중에도 메일을 봤어요. 그런데도 당신의 뇌가 높은 경계 상태에 있지 않다고요?

레이첼: 그 정도는 높은 경계 상태라고 할 수 없어요. 그냥…… 보통이죠.

진실은 우리 둘 다 틀리지 않았다는 것이다. 레이첼의 생활 방식은 그녀의 뇌를 확실히 고도의 경계 상태로 몰아넣는다. 그런데 하루 종일 바짝 곤두선 상태로 사는 것이 많은 이들에게 삶의 새로운 표준이 된 것도 사실이다. 최근 한 연구에서는 전 세계 35퍼센트의 사람들이 "하루 내내 스트레스를 받는다"고 답했다.[1] 이것은 세계적인 현상이지만 미국이 특히 심하다. 같은 연구에서 미국인들은 55퍼센트를 훌쩍 넘는 비율로 스트레스가 많다고 밝혔으며, 조사 대상 143개국 중 미국이 네 번째로 높은 수치를 기록했다. 우리에게는 왜 이토록 스트레스가 많은 걸까?

얼룩말 2.0

3장에서 우리는 두 마리의 얼룩말을 만났다. 늘 겁에 질려 있는 '소심쟁이 닉', 그리고 겁이라곤 몰랐던 '용감무쌍 프랭크'를 기억하는가? 그런데 사실 모든 얼룩말들(그리고 인간들도)이 양 극단을 오갈 수 있다. 우리는 어떤 상황에서는 두려움을 느꼈다가도 다른 상황에서는 침착할 수 있는 능력을 진화시켜 왔다. 설명을 위해 세 번째 얼룩말, '보통의 닐'을 살펴보자.

보통의 닐이 사자를 발견할 경우 그는 즉각 고도의 경계 태세에 돌입한다. 그의 뇌가 아드레날린과 코르티솔 같은 스트레스 호르몬을 분비하도록 신호를 보내,² 심장 박동을 높이고 근육에 더 많은 피를 공급하며 에너지를 솟구치게 한다. 이는 '투쟁-도피 반응fight-or-flight response'(스트레스나 위협 상황에서 자동으로 일어나는 생리적 각성 반응을 말한다―옮긴이)이라고 알려져 있다. 닐은 '투쟁'과는 거리가 멀기 때문에 매번 '도피'를 선택하는데, 앞서 언급한 호르몬들 덕분에 쏜살같이 그곳을 벗어날 수 있다.

투쟁-도피 반응은 닐이 사자를 따돌릴 수 있게 도와주지만 닐이 항상 철저한 경계 태세를 유지하는 것은 아니다. 대개 닐은 경계를 낮춘 상태로 친구들과 여유로운 시간을 누리며 풀을 뜯고 햇볕을 쬔다. 때때로 벌어지는 필사적인 도주 상황을 제외하면 아프리카 초원에서의 닐의 삶은 대체로 평온하다.³

하지만 보통의 닐의 생활을 조금 업그레이드시킨다면?

먼저, 닐에게 TV를 주자. 이제 닐은 얼룩말 뉴스 네트워크Zebra News Network 채널인 'ZNN'을 시청할 수 있다. ZNN은 전 세계 얼룩말 관련 뉴스를 24시간 다루는 채널로, 내용은 대부분 사자에 관한 것이다. 닐은 최근 발생한 사자 공격, 앞으로 예상되는 사자 공격, 〈사자들은 더 빨라지고 있는가?〉라는 무시무시한 특집 보도 등을 시청한다. 주변에 실제 사자는 없지만 이제 닐의 경계 상태는 예민하게 **곤두선다**.

그 다음으로, 닐에게 휴대폰을 주자. 아프리카의 초원은 아주 넓어서 닐은 인스타그램을 활용해 멀리 떨어져 사는 얼룩말들의 소식을 접한다. 그런데 어쩐 일인지 닐의 얼룩말 친구들은 항상 닐보다 잘사는 듯 보인다. 얼룩 무늬 관리도 완벽하고, 아름다운 외모의 파트너와 함께 있으며, 그들이 뜯는 풀은 닐의 풀보다 푸르러 보인다. 휴대폰의 알림이 울릴 때마다 닐의 호르몬 균형이 출렁이고, 그로 인해 닐의 경계 수준은 계속해서 높은 상태에 놓인다.

마지막으로, 닐이 TV 시청료와 휴대폰 요금을 낼 수 있도록 직업을 마련해 주자. 안타깝게도 근처에는 일자리가 없기 때문에, 닐은 45분 거리의 시내로 출퇴근을 해야 한다. 회사에 도착한 지 몇 시간 안 되었는데 그의 전화는 쉴 새 없이 울린다. 일정표는 회의로 가득 차고, 작업 중인 스프레드 시트 때문에 컴퓨터는 계속 다운된다. 첫날인데 닐은 벌써 휴가가 간절하다.

고작 몇 가지 조치만으로 우리는 느긋하게 살던 얼룩말을 초조하고 불안하며 과로에 시달리는 스트레스 덩어리로 만들어버렸다.

••• 경계 수준을 낮춰 통증을 줄이다

오해하지 말길 바란다. 나는 현대 문명을 사랑한다. 획기적인 의학 발전이 있었고, 세계 구석구석을 여행할 수 있게 되었으며, 무려 72가지 맛의 오레오 과자[4]를 맛볼 수 있는 세상 아닌가. 하지만 현대 문명은 동물의 왕국에서는 들어본 적 없는 수준의 자극 또한 우리에게 안겨주고 있다.

우리는 우리를 자극하는 것들을 찾게끔 신경 회로가 연결되어 있다.[5] 자연 상태에서는, 예컨대 영양이 풍부한 먹거리나 매력적인 짝짓기 상대처럼, 자극을 주는 요소가 드물다. 그리고 이런 것들이 생존에 중요한 역할을 한다. 그러나 지금 우리가 사는 세계는 결코 자극이 드물다고 말할 수 없다. 이메일, 문자, 전화, 회의, 기사, 광고, 영상 등이 쉼 없이 쏟아진다. 그렇다고 이런 것들이 우리의 생존에 중요한 역할을 하는 것도 아니다.

뇌는 과거 우리가 살던 자연 환경에 적합하게 설계되어 있기 때문에 지금 같은 환경에서는 쉽게 과도한 자극을 받게 된다. 그리고 이 장의 도입부에서 만난 레이첼처럼 대부분의 사람들은 자기도 모르는 사이에 뇌의 경계 수준을 끌어올리는 행동을 하고 있다.

이를 두려움이라고 하든, 스트레스라고 하든, 또는 과도한 자극이라고 하든, 3장에서 설명한 것처럼 우리의 뇌는 경계 수준이 높아지면 통증에 훨씬 더 민감해진다. 뇌의 경계 수준을 높은 상태로 유지시키기로 작정이라도 한 듯한 세계에서 사는 우리에게 이것은 나쁜 소식처럼 들리는데, 사실은 좋은 소식이다. 왜냐하면 자신이 어떻게 무심결에 뇌를 고도의 경계 상태로 몰아넣고 있었는지를 깨닫고 나면 그런 습관을 바꿀 수 있기 때문이다. 매일 하는 행동 중에서 몇 가지만 살짝 수정하면 뇌 상태를 좀 더 차분하게 진정시켜 통증을 줄일 수 있다.

통증이 줄어드는 것 자체도 좋지만, 뇌의 경계 태세가 느슨해지면 치료 과정을 따르는 데도 도움이 된다. 통증이 적으면 후퇴를 겪을 가능성은 줄고 교정 경험은 더 쉽게 일어나기 때문이다.

하지만 이 책에 쓴 다른 내용들과 마찬가지로 우리의 목표는 완벽이 아니다. 당장 휴대폰을 창밖으로 던질 필요도 없고, 회사를 그만둘 필요도 없다. 깊은 산으로 들어가 참선 명상을 하지 않아도 된다. 그저 불필요하게 뇌를 지나친 경계 상태로 만드는 행동을 알아차리고, 그 행동을 줄이기만 하면 된다. 그걸로 끝이다! 문제가 되는 행동을 줄이기만 해도 시간이 지나면 뇌가 차분해지고 통증은 완화될 것이다. 압박과 완벽주의는 정반대의 효과를 낸다. 그러니 자신에게 너그러워지도록 하자. 오래된 습관을 바꾸려면 시간이 걸린다.

주머니 속의 슬롯머신

나는 브렛Brett이라는 아이와 초등학교를 같이 다녔다. 착한 애였고, 피구도 잘했다. 브렛과 이야기를 나눠본 지 벌써 30년도 넘었지만, 나는 브렛이 어제 아침 겸 점심으로 뭘 먹었는지 안다. 어떻게 아느냐고? 브렛이 자기가 먹은 음식 사진을 찍어서 "냠냠 맛있어"라는 글과 함께 SNS에 올렸기 때문이다. 몇백 킬로미터가 넘게 떨어져 있는데도 내 휴대폰은 딩동거리며 친구가 새 게시물을 올렸다고 알려준다. 나는 알림을 확인했고, 친구가 프렌치 토스트를 먹었다는 걸 알게 되었다.(과연 냠냠 맛있어 보였다.)

내가 브렛의 프렌치 토스트에 대해 아는 건 알림을 눌러 확인했기 때문이다. 내가 왜 알림을 눌렀는가 하는 것은 또 다른 문제인데, 그 점에 대해서는 쥐와 슬롯머신이 설명해 줄 수 있을 것이다.

앞서 6장에서 B.F. 스키너와 쥐 실험에 대해 이야기한 바 있다. 실험 속의 쥐는 레버를 누를 때마다 먹이를 얻었다. 쥐가 먹이를 좋아한 탓에 레버를 누르는 행동이 강화되어 습관으로 자리 잡았다. 이런 종류의 강화를 '연속적 강화continuous reinforcement'라고 부른다. 레버를 누르면 누르는 대로 매번 먹이가 나왔기 때문이다. 연속적 강화는 상당히 강력한 습관을 형성한다. 그런데 스키너는 훨씬 더 강력하게 습관을 형성시키는 방법을 발견해 냈다. '간헐적(예측 불가능한) 강화intermittent reinforcement'[6]가 바로 그것인데, 간헐적 강화에서는 쥐가 레버를 눌렀을 때 맛있는 먹이가 나올 때도 있고 아무것도 나오지 않을 때도 있다. 이러한 간헐적 강화는 끊기가 매우 어려운 습관을 만들어낸다.

요컨대 스키너는 쥐 슬롯머신을 만들어낸 셈이다.[7] 쥐들은 이번에야말로 대박이 터지지 않을까 희망하며 계속 슬롯머신의 손잡이를 당기는 라스베이거스의 필사적인 도박꾼들과 다름없었다.(자욱한 담배 연기와 물 탄 술이 없다는 점만 다르나.) 쥐나 도박꾼들이 상금을 '따면', 그들의 신경 세포인 뉴런은 뇌의 보상 체계에 해당하는 화학 물질인 도파민을 분비한다.[8] 도파민은 음식을 먹거나 섹스를 하는 등의 행위를 통해 유발되며, 우리로 하여금 그러한 행위를 반복하고 싶게 만든다. 다시 말해 도파민은 습관을 형성한다. 더 나아가 중독도 일으킨다. 코카인은 뇌 속의 도파민을 증폭시키는 방식으로 작용한다.[9]

도파민은 도박꾼들이 계속해서 도박을 하게 만들지만, 그들의 뇌에서 벌어지는 일은 그것만이 아니다. 도박꾼들은 우리가 앞서 다뤘던 스트레스 호르몬 중 하나인 코르티솔 수치도 높다.[10] 이것은 당연하다. 도박을 하는 데는 엄청난 스트레스가 따르기 때문이다! 돈을 따면 짜릿하지만 돈을 잃으면 고통스러워서, 둘 중 어느 쪽이든 뇌는 항상 고도의 경계 상태에 놓인다. 참고로 만성 통증을 가진 이가 전문 도박사가 되기로 한다면 그만큼 끔찍한 직업 선택도 없을 것이다.

문제는 휴대폰 역시 우리 뇌로 하여금 도파민과 코르티솔을 분비하게 만든다는 점이다.[11] 어떤 면에서 휴대폰은 도박과도 같다. 알림이 울리는 걸 듣거나 주머니 속에서 진동을 느낄 때마다 마치 주사위를 굴리는 것과 같다. 친구에게서 기분 좋은 문자가 온 걸까? 아니면 성가신 업무 메일일까? 소울 메이트일지도 모를 누군가가 데이팅 앱에서 나에게 관심을 보인 걸까? 아니면 모교에서 기부금 요청이 온 걸까?

과학자들은 우리가 휴대폰 벨소리를 듣거나, 심지어 들었다고 생각만 해도 코르티솔 수치가 상승한다는[12] 사실을 밝혀냈다.(한 연구에서는 89퍼센트의 참가자가 '착각 진동'을 경험했다.[13] 실제로 진동이 없었는데도 휴대폰이 울렸다고 생각한 것이다. 뇌의 '지나친 경계' 상태를 적나라하게 보여주는 현상이다.) 브렛의 브런치에 대해 알려주는 휴대폰 알림음이 울렸을 때, 나의 뇌는 도파민과 코르티솔이 뒤섞인 강력한 맛을 경험했다. 또한 뇌의 경계 수준도 한 번 더 뛰어 올랐다. 그 대가로 내가 얻은 거라곤 냠냠 먹어보지도 못한 프렌치 토스트 사진이었다. 그럴 만한 가치가 있었을까?

도파민은 자꾸만 휴대폰을 들여다보게 만들고, 코르티솔은 뇌의 경계 수준을 계속해서 높게 유지시킨다. 영국에서 실시된 한 설문조사에 따르면, 평균적인 사람은 하루에 휴대폰을 221번 확인한다고 한다.[14] 대단히 높은 경계 상태가 아닐 수 없다.

이것은 단순히 휴대폰에만 국한되는 문제가 아니다. 이메일을 강박적으로 확인하거나, 하루 종일 뉴스를 시청하거나, 인터넷 댓글 싸움에 자주 뛰어든다면, 당신은 자신의 뇌를 바짝 긴장시키는 사람이며, 그 여파는 고스란히 당신의 통증으로 반영될 것이다.

나는 당신에게 현대 과학 기술을 모두 포기하라고 요구하는 것이 아니다. 단지 자신이 그 기술을 어떻게 이용하고 있는지 면밀히 살펴보라고 제안하고 싶을 뿐이다. 당신은 그것을 사용하는 시간의 양에 만족하는가? 이용하는 동안 대체로 기분이 좋은가? 아니면 나쁜가? 사용 시간을 줄인다면 어떤 느낌이 들 것 같은가? 앱을 몇 개 지운다거나, 최소한 해당 앱의 알림 설정을 끈다면? 시간을 정해 전자 기기 사용을 제한한다면? 그렇게 하면 당신의 뇌와 통증이 잠시 긴장을 풀 수 있을지도 모른다. 브렛이 뭘 먹었는지는 당장 알지 않아도 된다.

●●● 불확실성을 마주하기

미국의 코미디언 티나 페이Tina Fey는 자신의 저서 《보시팬츠Bossypants》에서 마흔을 앞두고 고민했던 인생의 중요한 결정 한 가지를 이야기한다. 이제라도 둘째를 가져야 할까, 아니면 커리어에 집중해야 할까? 그녀는 둘 중 하나를 선택해야만 한다고 느꼈다. 왜냐하면 그녀가 썼듯이 "여성이 마흔을 넘으면 생식 능력과 영화 출연 제안이 급격하게 하락한다는 것이 과학적으로 입증되었기 때문"이다.

몇 달을 불안에 시달리던 티나가 매년 하는 건강 검진을 위해 병원에 갔을 때였다. 의사의 얼굴을 본 순간 티나는 울음을 터트리고 말았다.

각각의 선택이 지닌 장단점을 걱정스럽게 저울질하는 그녀의 말을 듣고 난 의사가 침착하게 말했다. "어느 쪽을 선택하든 다 괜찮을 겁니다." 그 한 마디로 충분했다. 티나의 불안이 사르르 녹아버렸다.

불확실성이란 견디기 어려운 것이다. 알 수 없는 상황에 직면했을 때 우리는 다음과 같이 스스로에게 압박을 가하는 경우가 많다.

"UCLA 대학교에 갈까, USC 대학교에 갈까?"

"취업을 할까, 대학원에 갈까?"

"피자를 시킬까, 샐러드를 먹을까?"

하나의 선택을 두고 지나치게 고민하다 보면, 한쪽 결과는 엄청나게 좋고 다른 한쪽 결과는 재앙에 가까울 것처럼 느껴지기도 한다. 이 같은 극단적 사고는 당연히 위험 신호를 불러일으킨다. 나는 여러 환자들에게서 이런 패턴을 보았다. 그들은 선택을 두고 고뇌에 빠진다. 결정에 따라 너무나도 큰 대가가 따르리라 혼자 확신에 빠지기 때문인데, 그로 인해 뇌는 고도의 경계 상태에 머물고 통증은 악화된다.

이럴 때 자기 자신에게 들려줄 수 있는 가장 좋은 위로는 이런 것이다.

"어느 쪽이든 괜찮을 거야."

이 말이 어느 쪽이든 결과가 완전히 똑같을 거란 말일까? 당연히 아니다. 둘 중 한쪽이 더 바람직한 결과일 수는 있다. 하지만 자신에게 "한쪽은 대박이고 다른 한쪽은 쪽박이다"라고 말하는 것과, "어느 한쪽이 조금 더 나을 수는 있지만 둘 다 나쁘지 않다"라고 말하는 것 사이에는 차이가 있다. 전자는 겁을 먹게 하는 반면, 후자는 안심시켜 준다.

안전 재평가에 대해 기억하는가? 안전 재평가란 신체 감각 추적의 일환으로 자기 자신에게 안전의 메시지를 보내는 기법이다. "어느 쪽이든 괜찮을 거야"라고 말하는 것은 불확실성을 마주했을 때 크나큰 효과를 발휘하는 안전 재평가 방식이다.[15] 나 자신이 위험에 처한 것이 아님을 뇌에게 알려 근본적으로 뇌를 편안하게 해주기 때문이다.

물론 1퍼센트의 경우이지만, 둘 중 어느 쪽이든 괜찮지 않은 상황도 있을 것이다. 예를 들어 당신에게 종양이 생겼다는 말을 들었고, 사흘 뒤에 양성인지 악성인지 결과가 나온다면, 두 가지 가능성 중 하나는 결코 괜찮을 수 없다. 이런 경우에는 본인이 가진 스트레스 대처 방법을 최대한 활용해 사흘을 버티면서 긍정적인 결과가 나오기를 바랄 수밖에 없다.

하지만 99퍼센트의 경우는 어느 쪽이든 정말로 다 괜찮을 것이다. 특정 결과에 대해 걱정이 되거나 결정을 앞두고 고민이 클 때, "어느 쪽이든 괜찮다"는 메시지를 본인에게 들려준다면 불안을 낮추고 안전하다는 감각을 얻는 데 큰 도움이 될 것이다.

그나저나 티나 페이는 결국 둘째를 낳았고, 40대가 되어서도 계속해서 영화를 만들고 있다. 이는 우리가 걱정하는 일들이 대부분은 실제로 일어나지 않을 뿐 아니라, 걱정하기를 그쳤을 때 인생이 상상도 못했던 방향으로 펼쳐질 수 있다는 걸 보여준다.

| 환자의 관점 |

매튜 이야기

저는 문자 보내는 걸 싫어했어요. 이상하게 들리겠지만 당최 뭐라고 해야 할지 모르겠더라고요. 친구가 만나서 놀자고 할 때 "그래"라고만 쓰면 별로 안 놀고 싶어 보일까봐 걱정됐어요. 그렇다고 "완전 좋아"라고 답하면 너무 목매는 것처럼 보일 수도 있잖아요.

모든 게 이런 식이었습니다. 필요 이상으로 끙끙 앓았죠. 이메일을 쓸 때 마지막에 "감사해요"라고 할까, 아니면 "감사합니다"라고 할까? 쇼핑을 가서는 어떤 셔츠를 살까? 가장 최악은 밤에 잠자리에 들 때예요. 저는 누워서 이렇게 걱정을 했어요. '지금부터 10분 안에 잠이 안 들면 내일 엄청 지칠 텐데 어떡하지? 피곤하면 통증도 더 심해지겠지.'

지금은 모든 걸 생사를 건 문제처럼 몰고 갔던 이런 습관이 제 통증을 악화시킨 진짜 이유였다는 걸 압니다. 저는 늘 최악의 시나리오를 상상했어요. 너무나 힘겨운 일이었죠.

나 스스로를 좀 놓아주기 시작하자 상황이 달라지더군요. 사소한 일에도 불안이 날뛰려고 하면 깊게 심호흡을 몇 번 한 뒤 나 자신에게 말했어요. "괜찮을 거야." 셔츠를 샀는데 나중에 봤을 때 별로라면? 괜찮아. 그냥 안 입으면 되지. 잠을 충분히 못 잤다면? 괜찮아. 다음날 살짝 피곤한 것뿐이야.

> 그런 상황에서 아직도 스트레스를 받을 때가 있기는 해요. 자동 반응 같은 거죠. 하지만 몇 초 뒤 '내가 지금 뭘 하는 거지?'라고 생각하며 스스로를 진정시켜요. 예전 같으면 몇 시간이나 불안해했을 텐데, 지금은 2초면 끝납니다.
> 재미있는 건 제 여자친구가 예전의 저 같다는 거예요. 쉽게 스트레스를 받죠. 이 분야에선 제가 나름대로 전문가다 보니 그 친구가 아무것도 아닌 일로 걱정하는 게 훤히 보여요. 하지만 지적해서 고쳐질 수 있는 게 아니라는 것도 배워서 알고 있어요!

갇혀버린 느낌

2006년 가을, 나는 학회 참석차 뉴욕행 비행기에 올랐다. 기대하던 여행이었다. 잡지를 들고 창가 자리에 앉으면서 기분이 들떴던 기억이 난다. 허리 통증도 많이 호전되어 비행기를 탈 준비가 된 상태였다. 적어도 나는 그렇게 생각했다.

그런데 자리에 앉은 지 15분 만에 허리가 아프기 시작했다. 꼼지락거리며 몸을 움직여봤지만 통증은 점점 더 심해지기만 했다. 조금이라도 편안해질 방법은 하나뿐이란 걸 나는 알고 있었다. 자리에서 일어나서 허리를 쭉 펴야 했다. 하지만 고개를 돌려보니 당황스럽게도 옆자리 남자가 잠들어 있었다. 기내 안전 시연이 이제 막 끝났는데 이 사람은 어떻게 벌써 잠이 들 수가 있지? 나는 꼼짝없이 갇히고 말았다.

허리는 진작부터 아파왔고, 갇혔다는 느낌은 내 뇌의 경계 수준을 높여 결과적으로 통증을 더 악화시켰다. 나는 자세를 바꿔보려고 했다. 재킷을 방석처럼 깔고 앉아도 보고, 잡지를 요추 지지대삼아 허리에 받쳐보기도 했다. 아무것도 소용이 없었다. 남은 비행 시간 내내 나는 괴로움에 몸부림쳤다.

대부분의 만성 통증 환자들은 자신의 증상 속에 갇혀버린 것 같은 절망감을 경험한다. 내 환자들도 자주 보이는 모습으로, 전반적으로 경계심이 커지면서 통증이 더욱 심해진다.

앞서 치료 과정에 대해 설명할 때 나는 통증 수준이 높을 때는 '회피 행동'을 활용하라고 이야기한 바 있다. 그러니 가급적이면 회피 행동을 취할 수 없는 상황은 애당초 피하길 바란다. 옴짝달싹 못하고 갇혀버린 것 같은 느낌은 치료 과정을 방해하고 뇌에 불필요한 위험 신호를 주입한다.[16]

뉴욕으로 가는 비행기 여행을 끝까지 버텨내기는 했지만 거짓말은 하지 않겠다. 험난하기 그지없는 여정이었다. 옆자리 남자는 착륙 직전에야 잠에서 깨어났다. 어찌나 새운하고 기분 좋은 모습이던지. 그를 좌석 위 짐칸에 쑤셔 넣고 싶은 충동이 잠깐 일었지만 그렇게 하지 않았다. 그 대신 '갇혀버리는 느낌'에 관한 소중한 교훈을 하나 얻을 수 있었다.

착륙하자마자 내가 제일 먼저 한 행동은 돌아가는 항공편의 좌석을 복도 쪽 자리로 바꾼 것이었다. 그것은 어마어마한 차이였다! 나는 필요할 때마다 자리에서 일어나 스트레칭을 하거나 화장실까지 걸을 수 있었다. 실제로 자리에서 일어나야 했던 건 통틀어 두어 번밖에 되지 않았지만, 언제든 그럴 수 있다는 걸 아는 것만으로도 나에게는 안전하고 편안한 느낌이 들었다.

예전에 만성 구강건조증을 지닌 환자가 있었다. 마실 물을 쉽게 구할 수 없는 곳에 있게 될 때마다 그는 갇힌다는 느낌을 받았고, 불안이 극에 달하면 입이 마르는 증상이 악화되고 말았다. 그래서 그는 어디를 가든 물병을 들고 다니기 시작했다. 가끔은 불편할 때도 있었지만, 그로서는 안전하다는 느낌, 그리고 상황을 통제할 수 있다는 느낌을 받을 수 있었다.

또 다른 환자는 관절 통증이 있었는데, 오래 서 있어야 하는 사교 모임에 가면 갇힌 것 같은 느낌을 받았다. 그와 그의 아내는 친구들과 함께 칵테일 파티에 가는 걸 즐겼는데 이제는 그런 자리가 무서워지기 시작했다. 속에서 불안감이 휘몰아쳐 친구들과의 대화에 집중하기가 어려웠다. '얼마나 더 있어야 하지? 이러다 통증이 얼마나 더 심해질까?' 그가 더 이상 갇힌다는 느낌을 받지 않을 수 있도록 우리는 계획을 세웠다. 우선 그는 아내와 차를 따로 타기 시작했다. 그래서 더 이상 견디기 어려워지면 아내까지 끌고 나와야 한다는 미안함 없이 먼저 집으로 돌아올 수 있었다. 그리고 친구들에게 다음과 같이 말하기로 연습했다. "자네들, 지금 나누는 이 이야기가 정말 즐거운데 말이야, 우리 좀 앉아서 얘기하면 어떨까? 무릎이 너무 아파서 그래." 친구들은 기꺼이 그렇게 해주었고, 그는 두려움이나 압박감 없이 파티를 즐길 수 있게 되었다.

당신이라면 어떤 상황에서 통증에 갇힌다는 느낌을 받을 것 같은지 생각해 보기 바란다. 그런 상황을 완전히 피할 방법이 있는가? 아니면 최소한으로라도 줄일 방법이 있는가? 적절한 대처를 해낼 때마다 두려움은 그만큼 줄어들 것이다. 그리고 당신의 뇌는 그 점에 대해 고마워할 것이다.

갇힌다는 느낌을 받지만 전혀 손을 쓸 수 없는 상황도 분명 있을 것이다. 결혼식장에서 제일 앞줄에 앉았다면 예식 중간에 함부로 일어나기 어려울 것이다. 아무리 허리가 아파도, 아무리 주례가 길어져도 말이다. 당신 마음에 두려움이 스며들고, 뇌의 경계 수준이 예민하게 곤두서려는데 또 다른 가족 한 명이 일어나 사랑의 의미에 관한 글을 한 편 더 낭독하기 시작했다면? 자, 인정할 건 인정하자. 벗어나는 것은 불가능하다는 것을.

이런 상황에서는 우리의 오랜 친구 '안전 재평가'에 의지해야 한다. **통증은** 피할 수 없어도 최소한 스스로에게 안전의 메시지를 보낼 수는 있다. '허리가 아프네. 꼼짝없이 갇혀버린 느낌이야. 하지만 괜찮을 거야. 이건 일시적인 상황일 뿐이야. 곧 예식이 끝나겠지. 신랑이 신부에게 입맞춤을 하면 나도 이 의자에 작별의 입맞춤을 하고 다시는 앉지 말아야지. 그러면 더 이상 갇혀 있을 필요가 없어. 남은 순서는 일어서고 싶을 때 마음껏 일어설 거야. 칵테일, 저녁 식사, 케이크…… 특히 케이크! 케이크는 끝까지 다 먹을 거야. 일어서서 먹을 거야!'

지나친 경계 행동 바꾸기

스스로도 깨닫지 못한 채 항상 팽팽한 경계 모드를 유지했던 나의 환자 레이첼에 관한 이야기로 이번 장을 시작했다. 그녀만 그런 것이 아니다. 나의 환자들, 나의 친구들, 심지어 나 자신에게서도 비슷한 패턴을 본다. 이런 경우가 너무 흔하다 보니 우리는 쉽게 지나치게 경계하는 습관에 빠져든다. 그러는 줄도 모른 채 우리의 뇌를 흥분시키는 행동에 쉽게 붙들리는 것이다. 이 장에서 나는 내가 가장 자주 보는 문제 행동들을 다루었다. 현대 과학 기술을 지나치게 많이 사용하는 것, 불확실성과 씨름하는 것, 갇혀버렸다고 느끼는 것 등등 말이다.

이런 것들이 당신의 삶과 통증에 어떤 역할을 하는지 곰곰이 생각해 보기 바란다. 그리고 그 너머의 것들도 살펴보아야 한다. 하루를 보내는 동안 주로 어떤 기분이 드는지 떠올려보자. 스트레스나 두려움을 유발하거나, 그 밖에 당신을 지나치게 경계하게 만드는 것이 있는가? 그것을 어떻게 최소화할 수 있을까? 잠깐이라도 피하는 것이 가능할까? 그러한 자극이 당신에게 미치는 영향을 어떻게 하면 줄일 수 있을까? 지나치게 높은 경계 수준을 낮출 만한 전략을 고안해 낸다면 통증에서 벗어나는 것은 물론 생활 전반에도 도움이 될 것이다.

레이첼이 그렇게 했다. 내가 그녀에게 당신이 매일 온종일 느끼는 그 느낌이 일반적인 것이 아니라고(혹은 일반적인 것이 되어서는 안 된다고) 납득을 시키자 레이첼은 변화를 도모해 보기로 했다. 첫 번째 단계는 자신의 지나친 경계 습관을 돌아보고, 바꿀 수 있는 부분이 있는지 파악하는 것이었다. 우리가 찾은 것은 다음과 같다.

레이첼은 아침에 잠에서 깨면 곧바로 휴대폰을 확인했다. 대개 업무 메일과 문자가 그녀를 기다리고 있었다. 아직 이도 못 닦았고 커피 한 모금도 마시기 전이었지만, 이미 그녀의 뇌는 고도의 경계 상태에 놓였다. 레이첼은 아침이면 늘 정신이 없었다. 항상 시간에 쫓겨서 회사에 지각하지 않으려고 서둘렀다. 결코 차분하고 안전한 하루의 시작이라고는 할 수 없었다.

회사에서도 레이첼의 하루는 빼곡하게 채워져 있었다. 그녀는 꼬리에 꼬리에 꼬리를 무는 방식으로 연달아 회의 일정을 잡았다. 숨 돌릴 시간 같은 것은 없었다.

또한 레이첼은 회사에서 갇힌 느낌을 자주 받았다. 일 자체보다는 동료들과 소소한 잡담을 나눌 때 그런 편이었다. 두통이 특히 심할 때는 대화가 증상을 악화시켰다. 하지만 동료들은 수다를 떨어

그녀의 방에 들르곤 했다. 머리가 지끈거리는데도 대화를 이어가려고 애쓰는 일이 무척 힘들었지만, 무례하게 굴고 싶지 않아서 아무렇지 않은 척하며 통증을 참곤 했다.

레이첼의 지나친 경계 습관을 파악한 우리는 그러한 습관을 자제하기 위한 계획을 짰다. 계획은 아주 단순하게 짰다. 습관이란 깨기 어려운 것이기 때문에 최대한 실천하기 쉽게 하는 것이 목표였다. 레이첼은 다음의 지침을 따르기로 동의했다.

- 회사에 도착하기 전까지는 아침에 휴대폰을 보지 않기.
- 기상 알람을 조금 더 이른 시각에 맞춰서 출근 준비와 운전 서두르지 않기.
- 일정을 짤 때 가능하다면 회의와 회의 사이에 약간의 여유 시간 두기.
- 대화 도중에 갇혔다는 느낌이 들면 정중하게 자리를 벗어나기.

극적인 변화까지는 아니어도 이 정도면 하루 동안 레이첼의 심리 상태를 나아지게 하기에 충분하리라 생각했다. 처음엔 조금 우왕좌왕했다. 레이첼에게는 첫 번째 지침이 가장 바꾸기 어려운 것이었다. 의지력만으로는 효과가 없었다. 무심결에 휴대폰을 확인해 버리는 일이 너무 쉽게 일어났기 때문이다. 결국 그녀는 밤에 휴대폰을 비행 모드로 해두고, 다음날 아침 사무실에 도착한 후에야 일반 모드로 바꾸기 시작했다.

레이첼은 자신의 아침이 놀랍도록 고요하고 차분해졌다는 사실이 믿어지지 않았다. 그녀는 경계 수준이 낮은 안전한 상태의 뇌로 하루를 시작할 수 있게 되었다. 레이첼은 여전히 열심히 일하고 회의도 많이 한다. 하지만 회의 사이의 간격이 벌어져 그 틈에 쉬는 시간이 생겼고, 덕분에 치열한 회의 후에 잠깐이나마 긴장을 풀 수 있게 되었다. 여전히 가끔 경계 수준이 높이 올라가는 경우도 있지만 항상 그렇지는 않은데, 이것이 큰 차이를 만들었다.

또한 대화 도중 갇혔다고 느낄 때 레이첼은 스스로를 보호하기 시작했다. 통증이 심할 때면 양해를 구하고 자리를 뜨는 법을 익혔고, 동료들도 그런 그녀를 이해해 주었다.

이런 변화가 생기기 전의 레이첼은 치료 과정을 따르는 데 어려움을 겪었었다. 두통이 너무 빈번하고 극심해서 신체 감각을 추적할 기회를 거의 갖지 못했다. 회피 행동을 하고 스스로에게 안전 메시지도 보내봤지만 별다른 진전이 없었다. 그녀는 정체되어 있다고 느꼈다.

지나치게 경계하는 습관에 정면으로 부딪치자 레이첼은 비로소 자신의 전반적인 스트레스 수준을 낮출 수 있었다. 시간과 인내가 필요한 일이었지만 결국 그녀의 두통은 훨씬 뜸해지고 한결 가벼워졌다. 신체 감각 추적을 할 기회도 더 많이 생겨서 교정 경험도 쌓고 있다. 마침내 치료 과정을 이어나갈 추진력을 얻은 것이다.

당신을 바짝 경계하게 만드는 습관은 레이첼의 그것과 비슷할 수도, 전혀 다를 수도 있다. 어느 쪽이든 그녀의 사례가 당신의 마음을 움직여 당신 삶에 작지만 의미 있는 변화를 일으키기를 바란다. 그리하여 하루를 보내는 동안 더 안전하고 더 평화롭다고 느낄 수 있으면 좋겠다.

8장에서는 내면의 생각과 감정이 만성 통증에 어떤 영향을 미치는지 더 깊이 파고들어 살펴볼 예정이다. 몸과 마음의 모든 차원에서 두려움을 줄이고 긍정 쪽으로 나아가기 위한 전략들을 논의해 볼 것이다.

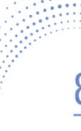

8
기분 좋은 느낌 잘 느끼기

'두 늑대 이야기'라는 유명한 우화가 있다.[1] 지혜로운 노인과 호기심 많은 어린 손녀 사이의 대화인데, 아이는 할아버지의 말을 열심히 듣는다.

"내 안에서 지금 싸움이 벌어지고 있단다. 늑대 두 마리가 맹렬하게 싸우고 있지. 한 마리는 나쁜 늑대야. 두려움, 시기심, 후회, 탐욕, 죄책감, 열등감, 수치심, 원망, 거짓말이 바로 나쁜 늑대지. 다른 한 마리는 착한 늑대야. 기쁨, 평화, 사랑, 희망, 고요함, 친절함, 너그러움, 동정심, 신실이 바로 착한 늑대란다. 똑같은 싸움이 네 안에서도 벌어지고 있어. 이 싸움은 세상 모든 사람들 마음속에서 벌어진단다."

노인의 말이 끝나자 손녀의 눈이 커다래졌다. 아이가 물었다. "그런데 할아버지, 어떤 늑대가 이겨요?"

노인이 대답했다. "네가 먹이를 주는 늑대지."

나는 이 이야기를 정말로 좋아한다! 들을 때마다 전율이 느껴진다. 지혜로운 노인이 말하듯이, 나는 모든 사람에게는 긍정적인 면과 부정적인 면이 함께 있다고 믿는다. 우리는 두려움과 의심과 절망에 굴복하기도 하고, 기쁨과 평화와 희망에 행복해하기도 한다. 나는 만성 통증 환자의 경우야말로 이 둘 사이의 균형이 특히 중요하다고 생각한다. 하지만 이 책이 통증의 신경과학에 관한 책인 만큼, 내가 말하는 균형은 상징 속의 두 늑대가 아니라 뇌 속에서 발화하는 뉴런들의 균형에 대한 것이다.(하지만 이것을 '두 가지 신경 경로 이야기'라고 하면 별 감흥이 없을 것이다.)

이미 설명했듯이, 두려움은 뇌를 위험 신호로 물들여 당신을 높은 경계 상태로 이끈다. 그럴 때 뇌는 몸이 보내는 안전한 감각조차 위험하다고 착각하기 쉽다. 두려움이 당신의 통증을 악화시키는 것이다.

긍정적인 감정들은 이와는 반대 효과를 낸다. 우리로 하여금 안전하고 행복하다고 느끼게 하며, 따라서 뇌를 차분하게 진정시키고 낮은 경계 상태에 머물게 하는 것이다. 긍정적인 감정은 당신의 통증을 완화시킨다.[2]

앞 장에서는 위험하다는 감각으로 뇌를 가득 채워 통증을 악화시키는 행동들에 대해 집중적으로 다뤘다. 이번 장에서도 역시 그만한 효과를 일으킬 수 있는 내면의 생각과 느낌에 관해 다룰 것이다. 그러나 이번에는 두려움은 밀어내고 긍정적인 감정들과는 친해짐으로써 통증에서 벗어나 안전하고 행복한 삶으로 나아가는 법을 나눌 것이다.

뇌 훈련하기

2장에서 "함께 발화하는 뉴런들은 함께 연결된다"는 오래된 과학 법칙을 소개한 바 있다. 우리의 생각, 느낌, 행동을 제어하는 것은 다양한 신경 경로들이다. 어떤 행동을 꾸준히 연습하거나 특정 생각을 반복해서 할 경우, 관련 뉴런들이 '함께 연결'된다. 이들 사이의 연합이 강해져 함께 발화하기가 점점 더 쉬워지는 것이다. 그 결과 그러한 생각과 행동은 더욱 깊숙이 뿌리를 내린다. 그 반면 특정 패턴을 한동안 사용하지 않으면 뉴런들 간의 연결이 약해진다. 행동이 서툴러지고, 생각과 감정은 희미해지기 시작한다.

통증 재처리 요법은 바로 이러한 신경 체계를 조절하는 것이다. 이 요법은 통증으로 이어지는 '두려움, 위험, 불인의 연합'은 약화시키는 한편, 우리가 원하는 '안전, 평온, 자유의 연합'은 강화할 수 있도록 설계되었다.

우리의 뇌가 연습과 반복을 통해 새로운 기술을 익힐 수 있는 것처럼, 특정 감정 상태도 더 잘 느끼게 할 수 있다. 뇌 속의 연결을 강화함으로써 두려움으로부터 벗어나 기분 좋은 느낌을 주는 것들에 이끌리는 법을 익히는 것이다.

하루 온종일 부정적인 생각을 했다면 그와 관련된 연합이 뇌 속에서 강화된다. 두려움을 느끼는 데 더욱 능숙해지도록 뇌를 훈련시킨 것이다. 반대로 그러한 생각에 더 이상 귀를 기울이지 않으면 해당 신경 경로는 약해진다. 시간이 흐르면서 두려움도 흐릿해지고 부정적인 생각도 더 뜸해진다.

비슷한 원리로 몸에서 느껴지는 기분 좋은 감각을 스스로 차단해 버리면, 그와 관련된 뇌 회로도 조금씩 무뎌진다. 자주 활성화하지 않았기 때문에 그 느낌과 연결하기가 그만큼 더 어려워지는 것이다. 하지만 긍정적인 신체 감각에 집중하면 해당 연결은 다시 강화된다. 기분 좋은 느낌을 더 쉽게 느끼는 쪽으로 뇌 훈련이 이루어지는 것이다.

"좋은 면을 보라"거나 "행복한 생각을 하라"고 말하려는 것은 아니니 걱정하지 말길 바란다. 그런 말들은 듣기에는 좋지만 크게 도움이 되지 않는다. 그 대신 나는 부정적인 사고를 줄이고 긍정적인 느낌에 친숙해지는 구체적인 기법들을 제공할 예정이다. 하지만 그 전에 그러한 기법들 뒤에 숨은 동기에 대해 먼저 이야기해 보자.

시작은 자기 연민

다섯 살 된 아들을 처음으로 유치원에 보낸다고 상상해 보자. 당신은 아이의 간식 주머니를 챙겨주고 가방의 지퍼를 올려준 뒤, 교실로 걸어 들어가는 아이의 뒷모습을 뿌듯하게 바라본다.

하원 시간에 데리러 갔더니 아이의 눈에 눈물이 맺혀 있다. 상급반 형이 놀이터에서 괴롭혔다고 한다! 당신은 즉시 행동에 나선다. 아들을 꼭 안고서 괜찮다고 달랜다. 선생님께 말씀드려 괴롭힘을 막을 계획을 세운다. 아들의 눈물이 마르자, 같이 아이스크림을 먹으러 간다. 민트 초코칩과 쿠키 앤 크림 중에 어느 맛이 더 훌륭한지 토론하며 아이와 웃음꽃을 피운다.

당신은 왜 아들을 위해 그 모든 걸 할까?

육아 지침서에 그렇게 하라고 나와서가 아니다.

아들이 유치원에 잘 적응해서 크면 돈도 많이 벌고 당신이 늙으면 잘 부양해 주기를 바라서도 아니다.

아들을 진심으로 사랑하고, 아들이 밖에서 어떤 대우를 받는지 마음이 쓰이기 때문이다.

이번 장에서는 자기 자신을 대하는 방식을 바꾸라는 이야기를 이 책의 다른 어느 곳에서보다도 더 많이 할 것이다. 책에서 그러라고 하니까 달라지는 것으로는 안 된다. 단순히 통증에서 벗어나기 위해 달라지는 것만으로도 부족하다. 그것이 동기의 일부가 될 수는 있지만, 나는 당신이 그 차원을 넘어서기를 바란다. 당신은 친절과 존중의 마음으로 대우받아 마땅한 존재이니 스스로를 다르게 대해야 한다. 부디 인내심과 자기 연민을 가지고 이번 장의 방법론에 접근해 보길 바란다. 통증 재처리 요법 치료 자체를 전체적으로 그렇게 해야 하지만 이번 장의 경우 특히 더 그렇다.

환자의 관점
제니 이야기

제가 어렸을 때 저희 부모님은 사이가 좋지 않았어요. '아이들 때문에' 결혼 생활을 유지하는 분들이셨죠. 저는 가정의 평화 유지 담당이었고요. 가족들이 원하는 모습이 되려고 늘 애를 썼죠. 항상 다른 사람을 신경 쓰느라 평생 저에게는 관심을 기울이지 않았습니다. 그게 좋은 거라고 생각했는데, 이제 그렇지 않다는 걸 깨달았어요. 돌아보면 나 스스로를 방치했다는 생각에 마음이 몹시 슬퍼집니다.

자기 연민이라는 개념을 머리로는 이해하고 있었지만 어떻게 해야 하는 건지는 모르겠더군요. 거품 목욕도 해보고, 초콜릿도 먹어보고, 자기 사랑에 대한 책도 숱하게 읽어봤어요. 이것저것 다 해봤지만 기분은 계속 꿀꿀하더군요.

알랜이 나 스스로를 어린아이라고 상상해 보라고 말해주자 비로소 나 자신을 돌본다는 게 어떤 느낌인지 알겠더군요. 그 말 한 마디에 퍼즐이 맞춰졌습니다. 갈색 코듀로이 바지를 입고 있는 여덟 살의 내 모습을 그려봤어요. 그리고 어른인 나의 눈으로 그 아이를 바라보는데 슬픔이 한꺼번에 밀려오더군요. 그 아이가 짊어진 무게가 얼마나 무거운지 고스란히 전해졌으니까요. 그 아이를 바라보는 순간 그 아이를 안심시키고, 위로해 주고, 괜찮다고 알려주고 싶은 마음이 파도처럼 밀려왔어요. 나 자신을 어떻게 사랑해야 하는지 몰랐는데, 비로소 문이 열린 거죠. 그 아이가 바로 나니까요.

그런 연민의 마음을 느끼고 나자 나 자신에게 친절해지기가 훨씬 쉽더라고요. 그러자 모든 것이 달라졌습니다. 통증뿐만 아니라 삶 전체가요.

두려움 포착하기

3장에서 두려움을 촉발하는 세 가지 유형의 생각, 즉 걱정, 압박감, 자기 비판에 대해 이야기했다. 이를 환자들에게서 보고 또 보기 때문에 나는 이들을 '빅 3'라고 부른다. 이것들은 뇌를 고도의 경계 상태로 몰아넣고 통증을 악화시킨다. 빅 3 중 하나에 지우치는 사람도 있고 세 가지 모두를 가진 사람도 있다.

이런 부정적인 생각은 자동적으로 일어난다. 우리가 그런 생각을 하려고 선택하는 것도 아니고, 그런 생각을 멈추고 싶어도 멈출 수가 없다. 하지만 괜찮다. 우리는 그런 생각에 휘둘리지 않겠다는 선택을 내릴 수 있으며, 그럴 때 그 생각들이 지닌 부정적인 힘은 사라진다. 이 기법을 '두려움 포착하기'라고 하는데, 다음과 같은 세 가지 간단한 단계로 이루어진다.[3]

1. 두려운 생각을 알아차린다. 쉬운 것처럼 들릴지 모르지만 연습이 조금 필요하다. 이런 생각들은 자동적으로 떠오르며, 오랜 기간 두려움의 사고 방식을 지니고 살았다면 그것이 부정적이라는 사실조차 인지하지 못할 수 있다. 마음의 움직임에 주의를 기울여 자신이 두려움 쪽으로 이끌리는 것을 포착할 수 있는지 살펴보자. 그렇게 두려움의 생각을 알아차리게 되었다면……
2. 그 생각에 사로잡히지 않는다. 부정적인 생각이 들 때 우리는 충동적으로 그 생각에 빠져 계속 곱씹게 되고 갖가지 부정적인 시나리오가 펼쳐지는 모습을 상상하고 싶어진다. 이런 유혹을 뿌리쳐 보자. 부정적인 생각을 붙잡는 대신 가만히 흘러가도록 내버려두자.
3. 스스로에게 안전 메시지를 보낸다. 긍정의 기운 한 줌으로 가볍게 두려움의 생각을 대체하는 것이다.

부정적인 생각을 알아차리고, 거기에 휩쓸리지 않으면서, 스스로에게 안전의 메시지를 보낼 때마다, 당신은 뇌의 위험 수준을 낮추게 된다. 위험 수준이 낮아진다는 것은 통증이 줄어든다는 것을 의미한다. 통증 환자가 자신의 두려움을 포착할 때 통증이 감소한다는 연구 결과도 있다.[4]

자신의 생각을 살피기 시작하면, 두려움의 사고가 얼마나 자주 자신에게 비집고 들어오는지 깨닫고 놀랄 것이다. 하지만 기억하자. 두려움의 생각을 하나도 빼놓지 않고 샅샅이 포착해야 하는 것은 아니다. 자신을 향한 비판을 모두 걸러내지 못했다고 스스로를 탓하는 것은 또 다른 자기 비판일 뿐이다.

두려움의 사고를 실제로 포착해 낸 세 가지 사례를 소개한다.

1. 걱정

데이브Dave는 걱정이 많은 환자였다. 일 걱정, 인간 관계 걱정, 심지어 자기가 걱정이 너무 많아서 내가 자기를 더 이상 봐주지 않을까봐도 걱정이었다.

통증 재처리 기법들을 설명했을 때 그의 마음이 아래와 같이 반응한 것도 놀랍지 않다.

"내 증거 목록이 너무 짧으면 어떡하지?"

"쓸 만한 회피 행동을 하나도 못 찾으면 큰일인데."

"내가 신체 감각 추적을 제대로 하고 있는 게 맞나?"

데이브의 걱정은 습관적이었다. 그리고 걱정거리가 생길 때마다 그 생각을 덥석 움켜쥐었다. 거듭 되새기며 애를 태우고, 어떤 결과가 따를지 되짚어보곤 했다.

나는 데이브가 자기 마음이 어떤 식으로 작동하는지 바라볼 수 있도록 도와주었다. 수없이 많은 걱정이 언제라도 당장 뛰쳐나올 태세를 갖추고 있다는 걸 그가 알아차리도록 말이다.

"만약 제가 그 걱정들을 잘 포착하지 못하면 어떡하죠?" 그가 물었다.

"지금 바로 하나 나왔는데요?" 내가 말했다. "걱정이 얼마나 교묘하게 이루어지는지 아시겠죠?"

그는 자신의 걱정이 오랜 습관에 지나지 않는다는 것을 알아차리기 시작했다. 그러면서 걱정이 찾아오면 그저 웃어넘기며 '뇌야, 또 시작이구나'라고 생각했다. 자신이 안전하다는 걸 스스로에게 타일러주는 모습을 보면서 데이브는 스스로를 다정하게 대하는 자신에게 자부심을 느꼈다.

2. 압박감

달리아Dahlia는 목 통증이 심해서 찾아온 새로운 환자였다. 첫 치료 때 그녀는 자신이 결혼을 앞두고 있다고 했다.

달리아: 그래서 6주 안에 통증에서 완전히 벗어나야 해요. 결혼

식이 완벽했으면 좋겠거든요.

나: '완벽perfect'이란 말은 위험한 말이에요. 엄청난 압박을 낳기 때문이죠. 말씀을 들어보니 두 분은 서로를 깊이 사랑하는 것 같네요.

달리아: 맞아요. 우린 서로에게 푹 빠졌죠.

나: 그리고 가족과 친구들이 곳곳에서 축하해 주러 올 테고요.

달리아: 제가 좋아하는 사람들이 전부 한 자리에 모일 거예요. 너무 기뻐요!

나: 정말 멋지군요. 그렇다면 본인에게 지나친 부담을 지우는 대신, 그날을 즐기는 일에만 집중해 볼 수 있을까요?

달리아: 아, 맞는 말이에요…… 하지만 그날이 완벽해야 제일 잘 즐길 수 있을 것 같아요.

나는 그 모든 압박감이 그녀의 통증을(그리고 아마도 그녀의 결혼식을) 악화시키리라는 점을 달리아에게 납득시켰다. 자신을 몰아붙이는 압박감 이면에는 "이걸 해내지 못하면 끝장이야!"라는 메시지가 숨어 있다. '끝장'이라는 식의 생각이야말로 뇌를 위험 신호로 가득 채운다. 모두 다 괜찮을 거라고 다독이는 안전의 메시지로 바꾸는 것이 좋다.

자기 자신을 압박하는 생각들을 포착하기 시작한 달리아는 스스로에게 이렇게 말했다. "무슨 일이 생기든 내 결혼식은 멋질 거야."

실제로 그랬다.

완벽하다고는 할 수 없었다. 헤어 스타일리스트는 한 시간이나 늦게 왔고, 신부 들러리 중 한 사람은 드레스 색깔을 잘못 맞춰 입었다.(버건디 컬러가 그렇게 다양할 줄 누가 알았을까?) 그리고 예식 직전에 달리아의 목이 살짝 아파왔다. 하지만 달리아는 동요하지 않았다. 압박감을 내려놓자 달리아는 진정으로 자신의 결혼식을 즐길 수 있었다. 불완전함을 포함한 모든 요소를 말이다.

3. 자기 비판

매기Maggie라는 환자는 배우인데, 심한 자기 비판 때문에 힘들어했다. 오디션을 보고 나면 머릿속에 부정적인 생각이 가득 찼다. "감정에 충분히 몰입하지 못했어." "준비를 더 했어야 했는데!" "대체 왜 그런 구닥다리 말투를 썼을까?"

그러던 어느 날 모든 배우들이 꿈꾸는 순간이 매기에게 찾아왔다. 모든 게 잘 맞아떨어진 오디션을 치른 것이다. 그녀는 캐릭터를 생생히 구현해 냈다. 창조적으로 해석한 아이디어들도 모두 적중했다. 캐스팅 관계자들이 매기에게 홀딱 빠져들었다.

매기가 해낸 것이다. 그녀의 연기는 흠 잡을 곳이 없었다. 그런데 집으로 차를 몰고 돌아가던 중 한 가지 생각이 매기의 머릿속에 떠올랐다. "내가 나오면서 인사를 왜 그렇게 어색하게 했지?" 자기 비판이란 이렇게까지 집요할 수 있다.

모든 자기 비판은 기본적으로 "나에게 뭔가 문제가 있어"라는 하나의 관점으로 귀결된다. 따라서 우리는 "나에겐 아무 문제도 없어. 내 모습 이대로 괜찮아"라는 안전의 메시지로 대응해야 한다.

매기는 자신의 두려움을 포착하기 위해 노력했다. 연습을 거듭한 끝에 비판적인 생각을 알아차리고, 그것에 휩쓸리는 대신 자신에게 이렇게 말하는 법을 익혔다. "연기가 어땠든 나는 내가 좋은 배우라는 걸 알아. 난 지금 이대로 괜찮아."

시간이 지나면서 매기의 자기 비판은 줄어들었다. 스스로의 부족함을 지적하려는 생각이 줄어들자, 두려움도 줄어들고 통증은 완화되었다. 오디션이 끝나고 돌아가는 귀갓길도 훨씬 기분 좋아졌다.(어떤 말투를 썼든 상관없이 말이다.)

믿음 쌓기: 한 번에 벌레 한 마리씩

환자들로부터 "내가 보내는 안전 메시지를 나 스스로 믿지 않으면 어떡하나요?"라는 질문을 자주 받는다. 그것은 지극히 정상이다. 부정적인 생각을 한다는 것 자체가 이미 두려움을 품고 있다는 걸 보여준다. 그럴 때 모든 게 괜찮을 거라는 말은 믿기 어려울 수 있다. 하지만 괜찮다. 먼저 행동에 나서면 믿음이 나중에 뒤따라오기도 한다.[5] 나는 벌레들에게서 그 교훈을 배웠다.

스무 살 시절, 연민에 관한 책을 읽은 적이 있다. 저자는 살아있는 모든 생명체를 향한 거의 무한한 공감 능력을 갖고 있었다. 심지어 집에 벌레가 들어와도 죽이지 않는다고 했다. 그 대신 조심스럽게 잡아서 밖에 놓아준다고 했다.

저자의 말은 설득력이 있었는데, 그는 "30초만 배려하면 한 생명을 구할 수 있다!"고 했다. 나도 한번 해보기로 했다. 파리를 찰싹 때려잡는 대신 살살 집 밖으로 내보냈다. 거미를 눌러 죽이는 대신 컵과 종이로 떠받쳐 현관 밖 덤불에 놓아주었다.

친절하고 자비롭게 벌레들을 대하기는 했지만 실제로 나에게 벌레를 소중히 여기는 마음 같은 건 없었다. 그저 책에서 본 대로 하고 있을 뿐이었다. 솔직히 말하면 벌레들에게 살짝 미운 마음이 들기까지 했다. 다리가 여덟 개나 달린 거미를 인도적으로 잡으려면 무척 수고스러웠기 때문이다.

그런데 몇 주 뒤 놀라운 일이 벌어졌다. 우리 집에 놀러 온 친구가 다리가 긴 거미 한 마리를 구석에서 발견하고는 다가가 발로 밟으려는 찰나, 마치 영화의 한 장면처럼, 갑자기 모든 것이 슬로 모션으로 느리게 움직이기 시작했다. "안 돼애애애!" 소리치며 달려간 나는 가까스로 친구를 말릴 수 있었다. 내가 그 '긴 다리 거미씨'를 애정 어린 손길로 자연의 품으로 돌려보내며 깨달았다. 이 작은 생명체들을 아끼는 척 행동하다가 정말로 아끼게 되었다는 사실을.

"함께 발화하는 뉴런들은 함께 연결된다"는 사실을 기억하자. 당신이 스스로에게 건네는 안전 메시지가 온전히 믿어지지 않을 수도 있지만, 말하면 말할수록 뇌가 그 의미를 흡수할 것이다. 결국 모기 한 마리에게도 연민을 품는 법을 배운 나처럼, 당신도 자기 자신을 향한 연민을 품는 법을 배울 수 있다.

마음에서 몸으로

두려움 포착하기는 뇌 속의 균형을 위험에서 안전 쪽으로 옮기는 훌륭한 방법이다. 두려움의 생각에 휩쓸리지 않을 때마다 부정적인 기운은 조금씩 사그라들고, 자신에게 안전 메시지를 보낼 때마다 긍정의 기운은 조금씩 더해진다. 시간이 지남에 따라 자동적으로 떠오르던 두려움의 생각들은 덜 자동적이게 되고, 뇌는 긍정적인 생각 쪽으로 이끌리는 법을 점점 더 익히게 될 것이다. 그 결과 뇌는 더 차분하고 더 안전한 상태에 이르게 된다.

신체 감각에 대해서도 똑같이 해야 한다. 만성 통증이 있는 경우 뇌는 몸을 통해 부정적인 느낌을 받는 데 익숙하다.[6] 너무 익숙해서 문제이다. 우리의 목표는 뇌가 그러한 고통스러운 감각을 잊도록 돕는 것이나. 신체 감각 추적을 통해 당신은 이미 그 작업을 진행하고 있다.

하지만 '두려움 포착하기'와 마찬가지로, 퍼즐을 완성하려면 맞취야 할 조각이 하나 더 있다. 기분 좋게 해주는 것들을 적극적으로 찾아 나설 수 있도록 뇌를 훈련시켜야 하는 것이다. 이를 통해 긍정적인 느낌을 향한 신경 경로들을 강화시킬 수 있다. 그렇게 하기 위한 가장 좋은 방법은 몸에서 느껴지는 기분 좋은 감각과 친해지는 것이다.

하지만 만성 통증이 있다면 이렇게 하기 어려울 수 있다. 몸에서 긍정적인 감각을 탐색하려고 해도 두려움이 계속해서 끼어들기 때문이다. 내 친구 제인Jane은 전혀 다른 종류의 두려움으로 비슷한 문제를 겪었다.

위협 감지하기

제인은 개를 극도로 무서워한다. 하지만 그 사실을 인정하기 싫어하는데 사람들이 항상 똑같은 반응을 보이기 때문이다. "뭐라고? 하지만 개들은 너무너무 귀엽잖아!"(나도 제인에게 똑같이 말했었다.) 그런 말을 들을 때면 제인은 뭐라고 대꾸해야 할지 난감해했다. 제인에게는 개들이 귀엽기는커녕 무섭기만 할 뿐이었으니까.

제인의 두려움에는 그럴 만한 이유가 있었다. 개 공포증을 지닌 많은 이들처럼 제인도 어린 시절 개와 관련된 트라우마를 경험했다. 친구네 집에 놀러 갔을 때, 예민한 기질이었던 친구네 코커 스패니얼이 흥분한 나머지 마당에서 제인을 쫓아가 다리를 물어버린 것이다.

"한 번 물리면 두 번 주춤한다"(부정적인 경험을 한 사람은 비슷한 상황을 다시 마주했을 때 소극적으로 행동하게 된다는 뜻—옮긴이)는 말을 들어본 적이 있을 것이다. 제인은 한 번 물렸지만 백 번 주춤거리게 되었다. 주위에 개가 있으면 엄청난 불안이 몰려왔다. 작은 개들보다는 큰 개가 훨씬 심하긴 했지만 대체로 모든 개들이 제인의 공포를 유발했다. 심지어 이렇게 작은 강아지조차 그랬다.

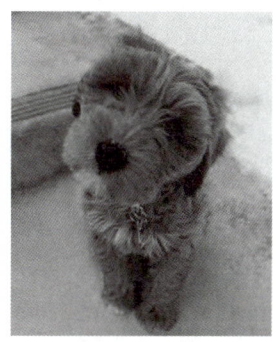

"난 절대로 널 해치지 않아, 제인."

주위에 개가 있다는 걸 알게 되면 제인은 안절부절못했다. 개를 경계하는 데만 온 정신이 팔리곤 했다. "나한테 달려드는 거 아니야?" "나를 쫓아오면 어쩌지?" "나를 물면 어쩌지?"

제인의 두려움을 십분 이해하지만, 생각하면 슬프다. 단 한 번의 트라우마 때문에 개와 함께할 수 있는 수없이 많은 멋진 경험들을 그녀가 놓치고 있기 때문이다. 같이 산책도 못하고, 공 물어오기 놀이도 못하고, 미친 듯이 발을 찰 때까지(개들은 대체 왜 그러는 걸까?) 배를 긁어주지도 못한다. 개는 동물의 모습을 한 행복이라고 해도 과언이 아닌데, 안타깝게도 제인은 불안 때문에 그런 행복을 누리지 못했다. 안타까운 일이지만 많은 만성 통증 환자들이 자신의 몸과 관련해 이와 비슷한 일을 겪는다. 제인이 코커 스패니얼 때문에 트라우마를 입은 것처럼, 우리는 통증으로 인해 트라우마를 입는다. 제인이 모든 개를 무서워하게 된 것처럼, 우리도 우리 몸을 고통과 두려움의 원천으로밖에 보지 못하게 되는 것이다.

제인은 주위에 개가 있으면 혹시라도 위협이 될 만한 징후가 없는지 쉬지 않고 살핀다. 그런데 만성 통증의 경우에는 그 위협 요소가 몇 걸음 떨어져 앉아 헐떡이는 개처럼 외부에 있지 않다. 위협 요소는 바로 몸 안에 있다. 그런 이유로 많은 통증 환자들이 무슨 문제가 생기지 않았나 자신의 몸을 끊임없이 살핀다. 이를 '과각성 hypervigilance'이라고 한다.[7]

이것은 내적으로 고도의 경계 태세에 들어가는 것으로, 몸에서 느껴지는 작은 자극이나 감각에도 극심한 불안에 휩싸이게 만든다. "무슨 문제가 있나?" "이건 통증인가?" "아직 통증까진 아니지만 곧 통증이 되려는 통증 전 단계인가?"

과각성 상태로 가면 몸에서 일어나는 부정적인 감각을 추적하는 데 사로잡혀 긍정적인 감각으로부터 스스로를 차단하게 된다. 하지만 기분 좋은 신체 감각들과 다시 연결되어야만 뇌에 안전하다는 느낌을 주고 몸과도 더욱 건강한 관계를 쌓아나갈 수 있다.

긍정적인 감각 끌어안기

처음 만성 통증 증상이 나타났을 때 나의 상태는 통증을 느끼는 중이거나 아니면 곧 덮쳐올 통증을 기다리는 것, 그 둘 중 하나였다. 모든 감각이 잠재적 위협이었다. 아무것도 느껴지지 않을 때면 곧 찾아올 첫 신호에 대비해 몸에 힘이 들어갔다. 통증의 기미가 조금이라도 보이면 거기에 집중하면서 더 심해질 때를 기다렸다. 내 몸이 나의 적이라도 된 것 같았다.

신체 감각을 추적하고, 두려움을 포착하고, 안전 메시지를 보내기 시작하면서 나의 통증은 점차 줄어들었다. 상태가 훨씬 나아졌지만 나는 여전히 내 몸을 믿을 수 없었다. 내 몸이 위험의 근원처럼 느껴졌다.

나는 그 점을 바꾸고 싶었다. 단순히 덜 아팠으면 좋겠다는 수준을 넘어 기분 좋음을 느끼고 싶었다.

동네를 산책하며 긍정적인 감각을 향해 나 자신을 열어보았던 그날이 기억난다. 피부에 닿는 햇살, 얼굴을 스치는 바람, 숨결이 오르내리는 느낌까지. 막상 해보니 얼마나 쉬운 일인지 믿기 어려울 지경이었다. 그 전에도 수없이 많이 산책을 했는데 이런 느낌들은 다 어디에 숨어 있었던 걸까? 다른 감각들마저 깨어나 움직이기 시작했다. 방금 깎은 잔디의 냄새, 어딘가에서 시서귀는 새 소리, 모든 것이 그저…… 아름다웠다.

좀 더 연습해 보기로 마음먹었다. 하루 종일 나는 기분 좋게 느껴지는 감각에 의식을 집중했다. 그런 감각이 있을 때도 있고, 없을 때도 있었다. 억지로 기분이 좋아지게 할 수는 없다는 걸 곧 깨달았다. 그저 그것을 향해 마음을 열 수 있을 뿐이었다. 그런데 연습을 하면 할수록 나의 의식이 자동으로 긍정적인 감각을 향했다. 몇 년 동안이나 내 몸을 적으로 대했는데, 이제 몸이 아군처럼 느껴지기 시작했다.

우리가 긍정적인 감각을 끌어안으면 뇌는 안전하다고 느낀다.[8] 그리고 그런 감각은 우리 주변에 수없이 많다! 우리 주변의 이런 감각들과 연결되려는 노력을 기울일 때, 우리는 다시금 우리 몸을 신뢰하는 법을 배울 수 있다.

하루를 보내는 동안 긍정적인 감각 쪽으로 한 발짝 더 다가가는 연습을 해보자. 특별히 뭔가를 더 할 필요는 없다. 이미 우리 주변에 있는 감각들을 활용하기만 하면 된다. 따뜻한 물로 샤워를 하는 중이라면 물이 피부에 닿는 기분 좋은 느낌에 집중해 보자. 아침에 일어나 기지개를 켤 때라면 근육이 시원하게 늘어나는 감각에 주목하자. 호흡이 몸 안팎으로 드나드는 느낌이 좋다면 잠시 그 감각을 음미해 보자.

긍정적인 감각에 얼마나 자주 다가가야 할까? 원하는 만큼 자주 하면 된다! 이러한 감각을 끌어안는다는 것은 아주 간단하고도 기분 좋은 일인데, 연습을 하다 보면 점점 더 쉬워진다. 그리고 시간이 지나면서 다시 한 번 자신의 몸을 든든한 동반자로 여길 수 있게 될 것이다.

렉스의 이야기

이번 장에서 다룬 기법들을 실제로 활용하여 회복된 사례를 공유하면 도움이 될 것 같아 렉스Rex라는 환자의 이야기를 나누고자 한다. 그는 잔디 깎기 기계, 13킬로미터 달리기, 그리고 수십 년에 걸친 압박감을 이겨내고 자신의 통증을 고쳤다.

2000년 여름의 어느 날, 렉스는 잔디를 깎다가 허리가 삐끗하는 느낌을 받았다. 다음날 아침 무렵에는 통증이 너무 심해서 침대에서 일어날 수조차 없었다. 허리 받침대도 해보고, 얼음 찜질도 해봤지만 차도가 없었다. 그 후 18년 동안 의사도 숱하게 만나고 물리치료와 침술도 병행했지만 렉스의 통증은 그대로였다. 그는 그 몹쓸 잔디 깎기 기계를 얼마나 많이 원망했는지 모른다.

나를 처음 만났을 때 렉스는 본인의 통증이 신경가소성이라는 사실을 믿기 어려워했다. 그는 문제의 잔디 깎기 기계가 자신의 허리에 구조적인 손상을 입혔다고 줄곧 믿어왔다. 통증이 불거질 때마다 스스로에게 말했다. "뭔가 무거운 걸 들었나봐." "내가 너무 무리한 거야." 렉스는 언제나 어떤 일이 생기면 거기에 신체적인 이유를 갖다 붙이곤 했다.

함께 증거를 모으고 예외를 찾기 시작하면서 그는 자신이 갖다 붙인 신체적인 설명들이 항상 맞아떨어지는 건 아니라는 사실을 깨달았다. 결국 렉스는 자신의 통증이 신경가소성 통증이라는 점을 받아들이게 되었고, 마침내 죄 없는 잔디 깎기 기계 탓을 멈추게 되었다. 그러나 얼마 안 가 우리는 또 다른 장벽에 부딪혔다. 렉스는 자신을 연민의 눈으로 바라보기를 유독 어려워했다.

렉스는 열 살 때 침대에 누워 자신이 언젠가 가게를 여는 상상을 하곤 했다. 그리고 곧바로 생각했다. '만약 아무도 안 오고, 아무것도 안 사가면 어떡하지?' 아직 초등학교도 졸업하기 전에 렉스는 이미 파산을 예감하고 있었다.

어른이 된 렉스는 성공적인 사업가가 되었지만 그는 어린 시절과 똑같이 "실패에 대한 끔찍한 두려움"을 느낀다고 털어놓았다. 이 때문에 렉스는 스스로에게 엄청난 압박을 가했다.

"나는 반드시 성공해야 해."

"투자자들을 실망시킬 순 없어."

"가족을 책임져야지."

이러한 압박감은 당연히 우리의 치료에도 영향을 미쳤다. 그는 치료에 실패하고 싶지 않았고, 나를 실망시키고 싶지도 않았다. 그래서 통증을 물리쳐야 한다며 자신에게 큰 부담을 주고 있었다.

치료 초기에 나눈 대화를 보면 그 점이 잘 드러난다.

렉스: 어제 달리기를 하러 나갔는데, 뛰기 시작하자마자 척추가 통째로 폭발해 버린 것 같더라고요. 허리가 경련을 일으켜서 너

무너무 아팠어요.

나: 세상에, 정말 힘드셨겠네요! 그래서 어떻게 했나요?

렉스: 그래도 끝까지 뛰어서 달리기를 마쳤죠.

워낙 스스로를 압박하며 몰아붙이다 보니 취미로 하는 달리기조차 실패하기 싫었던 것이다.

나는 렉스와 함께 자기 연민 작업을 시작했다. 침대에 누워 미래를 걱정하며 겁에 질려 있는 열 살 꼬마에 대해 이야기를 나눴다. 아이가 얼마나 큰 압박을 느꼈을지 생각하자 렉스는 슬퍼졌고, 덕분에 자신이 아직도 똑같은 방식으로 스스로를 대하고 있다는 걸 깨달을 수 있었다.

렉스는 자신의 두려움을 포착하기 시작했다. 압박감이나 걱정처럼 익숙한 방향으로 마음이 향할라 치면 그것을 가로막았다. 더 이상 자신을 그렇게 대하고 싶지 않았기 때문이다.

시간이 걸리긴 했지만 렉스는 달라졌다. 여전히 성공이 중요하긴 했지만, 자신을 돌보는 일에 더 신경을 쏟았다. 나는 그에게 신체 감각 추적, 치료 과정의 규칙, 긍정적인 감각을 끌어안는 법 등을 가르쳐주었다. 그는 그 모두를 잘 활용했고, 무엇보다도 자신이 배운 기법을 압박하거나 서두르지 않고 적용하기 위해 주의를 기울였다.

마침내 렉스는 증상을 극복해 냈다. 하지만 스스로가 가장 자랑스러웠던 점은 완벽하려고 하기보다 기분 좋은 느낌을 우선시했다는 거였다.

　렉스처럼 당신에게도 자신을 부정적으로 대하는 경향이 있을 수 있다. 심지어 스스로 깨닫지도 못한 채 그렇게 해왔을지도 모른다. 하지만 자신을 어떻게 대하는가는 중요한 문제이다. 자기 연민을 키우고, 두려움을 포착하고, 긍정적인 느낌들을 수용함으로써, 당신은 뇌가 안전하다고 느끼게끔 돕는 단계들을 차근차근 밟아나가게 된다.

　9장에서는 재발, 회복력, 그리고 치유의 주체가 되는 것에 대해 이야기할 것이다. 통증이 재발할 경우 무엇을 예상해야 하는지, 어떻게 다시 회복할 수 있는지, 무엇보다도 애초에 재발을 막을 방법은 무엇인지 들려주고자 한다.

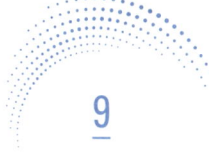

9
재발, 회복력, 치유

1장을 시작하면서 케이시 이야기를 했었다. 〈더 닥터스〉를 통해 치료했던 야구부 소속 고등학생 말이다. 케이시는 통증 재처리 요법으로 심한 복부 통증을 없앨 수 있었다. 우리의 마지막 만남 이후 케이시는 고등학교를 졸업하고 지역 2년제 대학에 진학했다. 또한 아르바이트를 병행하며 아버지와 함께 성인 소프트볼 리그에서도 활동했다.(정말 멋지지 않은가?) 케이시는 2년 동안 통증을 전혀 느끼지 않고 최고의 나날을 보내고 있었다.

그러던 어느 날 느닷없이 케이시의 어머니로부터 문자 메시지가 왔다. "안녕하세요, 알랜. 저 다이애나예요. 케이시가 예전이랑 똑같은 부위에 통증이 와서 구급차를 타고 병원에 실려갔어요."

그의 통증이 되돌아왔다. 너무 심해서 구급차를 불러야 할 정도였다. 케이시는 '재발relapse'을 겪고 있었다.

나는 케이시의 어머니에게 전화를 걸어 최대한 빨리 케이시를 만나기로 약속을 잡았다. 케이시는 충격에 휩싸여 있었다. 통증과는 영원히 작별했다고 생각했기 때문이다. 내가 제일 먼저 한 일은 재발이 생기기도 한다고 케이시를 안심시킨 것이었다. 한 번 통증을 이겨냈으니 또 해낼 수 있다고 말이다.

우리는 통증이 왜 돌아왔을지를 두고 이야기를 나눴다. 내 경험상 재발은 몇 가지 이유로 발생한다. 스트레스가 심한 사건을 겪고 뇌의 경계 수준이 올라가 통증을 유발하는 경우도 있고, 환자가 지나친 경계 상태로 행동하거나 부정적으로 생각하는 예전의 습관으로 되돌아가서 생기는 경우도 있다. 또는 실제로 다쳤거나 다쳤다고 생각하면서 재발이 찾아오는 경우도 있다. 부상이라는 이슈에 사로잡혀 통증-두려움 순환 속으로 다시 빨려 들어가는 것이다.

케이시는 2주 전 아버지와 캐치볼을 하다가 근육을 다치게 된 것이 아닐까 생각했다.(이 가족의 화목함은 정말 사랑스럽다.) 나는 케이시가 제일 먼저 떠올린 점이 다름 아닌 몸의 부상이라는 게 흥미로웠다. 아버지와 캐치볼을 한 것은 재발이 일어나기 2주도 더 전의 일인데 말이다. 전국 방송에 출연해, 몸과 마음이 긴밀하게 연결되어 있다는 심신상관적 접근법으로 자신의 통증을 치료하기까지 했는데도 말이다. 게다가 통증이 되돌아온 부위가 예전에 신경가소성 통증으로 아팠던 곳과 정확히 일치하는데도 말이다. 그 모든 사실에도 불구하고 케이시의 뇌는 통증의 원인을 곧바로 구조적인 손상에서 찾으려고 했다.

케이시를 비난하는 것이 아니다. 나도 똑같았으니까. 나는 신경가소성 통증에 대해 하루 종일 생각하고 매일같이 이야기하는 사람이다. 그럼에도 불구하고 새로운 증상이 나타날 때마다 직감적으로 떠오르는 생각은 '어디 다쳤나?' 하는 것이다. 이는 통증이 몸에서 비롯되는 것이 틀림없다고 믿고 싶은 유혹이 얼마나 큰지 보여준다. 재발이 일어났을 경우에는 4장에서 설명했던 증거 목록이 큰 도움이 된다.

나는 케이시에게 캐치볼이 원인은 아닌 것 같다고 말했다. 근육이 결렸더라도 이미 다 나아서 아프지 않게 되었을 거라고 말이다. 케이시의 통증 재발과 관련해 나는 다른 이론을 갖고 있었다. 케이시는 최근 직장에서 승진을 했고, 새로운 역할에 책임감과 스트레스를 많이 느낀다고 했다. 나는 새롭게 더해진 스트레스가 재발을 일으켰다고 판단했다.

정확한 원인이 무엇이든 케이시의 삶을 다시 통증 없는 상태로 돌려놓아야 했다. 케이시와 그의 아버지에게는 아직 이겨야 할 소프트볼 경기가 있으니까 말이다!

세 단계를 거쳐야 끝난다

통증이 재발한 경우, 나는 환자들이 공통적으로 세 가지 단계를 거치게 된다는 사실을 알게 되었다.

1단계: 공포

만성 통증에서 벗어난다는 것은 경이로운 경험이다. 오랜 속박으로부터 마침내 풀려난 것 같은 느낌이다. 재발은 정반대의 느낌을 안겨준다. 다시 원점으로 되돌아온 기분이며, 끝난 줄 알았던 악몽이 다시 펼쳐진다는 사실에 기가 막힐 따름이다. 이만큼 사람을 힘 빠지게 하는 일도 없다.

2년 만에 다시 케이시가 진료실로 걸어 들어오던 순간, 그의 얼굴에는 온통 '1단계'(즉 공포)라고 씌어 있었다. 그는 재발이 있을 수 있다는 생각조차 못했다. 완전히 끝난 일이라고 철석같이 믿은 것이다. 따라서 통증이 되돌아왔을 때 케이시는 뒤통수를 제대로 맞은 듯했다. 가엾게도 그는 완전히 겁에 질려 있었다.

우리는 신체 감각 추적을 실습해 보기로 했다. 케이시는 긴장을 풀려고 최선을 다했다. 눈을 감고, 복부에서 느껴지는 통증에 의식을 집중했다. 가벼운 마음으로 호기심을 품고 관찰해 보는 것이 목표였다.

잘 되지 않았다. 마음을 가볍게 할 수도 없었고, 호기심을 가질 수도 없었다.

케이시가 너무 겁에 질려 있는 게 분명했다. 그런 상태에서는 두려움의 근원은 둘째 치고 나비 한 마리도 가벼움이나 호기심을 안고 지켜보기 어렵다. 교정 경험을 얻기가 도저히 불가능한 상황인 것이다. 하지만 문제될 건 없었다. 치료 과정에서 배웠듯이 타이밍이 중요하다. 나는 케이시에게 나중에 다시 시도해 보자고, 그동안에는 스스로에게 안전 메시지를 보내는 일에 집중해야 한다고 말했다.

케이시는 2회차 치료 때까지도 1단계에서 벗어나지 못했다. 하지만 안전 메시지를 보내는 일에는 계속 힘을 쏟았다. "괜찮을 거야. 지금은 충격에 빠진 것뿐이야. 전에도 한 번 극복했으니까 다시 해낼 수 있어. 나는 안전해." 열흘 정도가 지나자 그의 뇌가 이 메시지를 받아들여 비로소 경계 수준이 떨어졌다. 그렇게 3회차 치료에 온 케이시는 다음 단계로 넘어와 있었다.

2단계: 억지로 하기

영화 〈사랑의 블랙홀Groundhog Day〉에서 빌 머레이Bill Murray는 반복되는 시간 루프 속에 갇혀 같은 하루를 되풀이해서 산다. 영화 승반부에서 앤디 맥도웰Andie MacDowell과 멋진 데이트를 하는데, 두 남녀가 함께 보내는 시간은 놀라움과 진솔함으로 가득하다. 즉흥적으로 눈밭을 구르며 눈싸움을 벌이기도 한다. 그들이 나누는 웃음과 케미스트리chemistry는 정말이지 최고였다.

다음날(사실은 똑같이 반복되는 같은 날) 빌 머레이는 데이트를 한 번 더 재연하려고 애쓴다. 하지만 이번에는 놀랍지도 진솔하지도 않다. 똑같이 로맨틱한 말을 읊고 똑같이 눈덩이를 던지지만, 모든 것이 원하는 결말로 가기 위한 수단일 뿐이다. 앤디 맥도웰은 뭔가 이상하다는 걸 알아차린다. 첫 번째 데이트의 마법 같은 특별함은 사라져 온데간데없다.

통증 재발의 2단계는 바로 이 두 번째 데이트와 같다. 2단계에 도달한 환자들은 1단계의 공포로부터는 일단 벗어난 상태이다. 그래서 해야 할 것들을 하고는 있지만 마음의 상태가 문제이다. 신체 감각 추적을 하고 자신에게 안전하다는 메시지를 보내지만, 가벼운 마음과 자기 연민 대신 절박함과 압박감이 그 밑에 도사리고 있는 것이다. 그러다 보니 당연히 아무 효과도 내지 못한다.

3회차 치료에 온 케이시는 2단계에 깊이 빠져 있었다. 그는 좌절감을 느끼며 이렇게 말했다. "이번에도 안 통했어요! 하는 법을 잊어버렸나 봐요." 나는 케이시에게 〈사랑의 블랙홀〉 이야기를 해주었다. 처음 할 때는 자연스럽게 이루어지던 일을 두 번째에는 억지로 만들어내려 하고 있다고 짚어준 것이다.

우리는 이 책의 5장에서 설명한 신체 감각 추적의 지침 두 가지, 즉 강도를 낮춰 가벼운 마음으로 바라보기와 결과에 대한 독립적 자세 취하기에 대해서도 다시 살펴보았다. 무엇보다도 뇌가 안전하다고 느낄 수 있게 해주는 것이 중요하다는 점에 대해서 많은 이야기를 나눴다. 단순히 치료 기법들을 따르는 것을 넘어 어떤 마음으로 하느냐가 중요하다는 것 말이다. 숨을 한 번 깊이 들이쉬더니 케이시가 다시 한 번 해보겠다고 약속했다. 그래서 내가 말해주었다. "상황을 긍정적으로 바라봐요. 이제 한 단계밖에 안 남았어요!"

3단계: "그래, 바로 이거지!"

1단계의 공포와 2단계의 좌절감을 지나면 모든 것이 맞아떨어지기 시작하는 3단계가 찾아온다. 환자들은 이제 올바른 에너지로 올바른 방법들을 수행한다. 드디어 효과가 나타난다! 3단계는 재발한 통증이 물러가고 세상이 다시 제자리를 찾는 시기이다.

나는 3단계 상태의 케이시는 결국 만나지 못했다. 그는 강도를 낮추어 평화롭고도 긍정적인 마음으로 자신의 회복을 도모하겠다고 약속했으며, 스스로 한 말을 지켰다. 4회차 치료 하루 전날 케이시에게서 문자가 왔다. "내일 굳이 뵙지 않아도 될 것 같아요. 요즘 상태가 정말로 좋거든요." 마음가짐이 제대로 갖춰지자 케이시는 신체 감각 추적을 활용해 뇌가 몸의 신호를 제대로 처리할 수 있도록 다시 일깨울 수 있었고, 그의 통증은 사라졌다.

이것이 3단계의 핵심이다. 재발이 일어났더라도 통증을 없애는 방법은 예전에 했던 것과 똑같다. 신경가소성 통증에서 벗어나는 방법은 단 하나뿐이기 때문이다. 통증이 잘못 울린 가짜 경보음이라는 사실, 실제로는 안전한 감각을 착각한 것이라는 사실을 뇌가 학습해야만 우리는 증상을 극복할 수 있다.

케이시에게 답장을 남기는 내 얼굴에 커다란 미소가 번졌다. "아주 좋네요!"

환자들에게 재발이 찾아올 때마다 나는 세 가지 단계에 대해 이야기하는데, 그러면 이런 대화가 뒤따른다.

환자: 단계가 세 개라고 하니까 말인데, 혹시 3단계로 바로 갈 수도 있나요?
나: 아니오.

나도 환자들이 첫 두 단계를 건너뛸 수 있었으면 좋겠다. 하지만 누구나 세 단계를 전부 겪어야 한다. 어떤 일이 벌어질지 미리 알려줘도 벌어질 일은 벌어지고야 만다. 통증이 되돌아왔다는 것이 그만큼 엄청난 충격인 것이다. 1단계의 당황스러움을 겪지 않기란 불가능하다. 2단계의 절망스런 기분을 느끼지 않는 것도 불가능하다. 재발의 충격이 가라앉으려면 시간이 필요하다. 케이시의 경우에는 몇 주가 걸렸다. 어떤 환자는 고작 며칠, 정말로 운이 좋은 경우에는 몇 시간 만에 이 단계를 지나가기도 한다.

나는 당신이 재발을 겪지 않기를 바라지만, 만약 재발이 생길 경우 어떤 양상이 펼쳐질지 미리 알아두면 도움이 된다. 특히 결말은 해피 엔딩이리라는 점을 아는 것은 더욱 유용하다. 재발이 찾아온 순간 말할 수 없이 참담한 기분이 들더라도, 당신은 딛고 일어설 수 있다. 그것은 내가 통증을 앓기 훨씬 전에 배운 교훈이다.

장거리 여행, 거절, 그리고 회복력

UCLA 대학 4학년 때 나는 경제학을 전공 중이었고, 경영 컨설팅 회사에 취업 면접을 보러 다녔다. 문제는, 내가 경제학을 좋아하지 않고, 경영 컨설턴트가 되는 것도 원치 않았다는 것이다.

나의 진짜 꿈은 〈새터데이 나이트 라이브Saturday Night Live〉(시사와 정치, 사회 이슈를 코미디 형식으로 다루는 미국의 인기 예능 TV 프로그램—옮긴이)에 출연하는 것이었다. 사실 나는 대학 시절 내내 코미디 곡을 쓰고 공연을 펼쳤다.(코믹 연기의 대가 아담 샌들러Adam Sandler와 패러디 전문 가수 위어드 알 얀코빅Weird Al Yankovic의 만남이랄까?) 그것이 내가 가장 즐겁게 했던 활동이었다.

유난히 지루했던 경제학 강의를 듣고 난 어느 날, 나는 더 이상은 안 되겠다고 생각했다. 듣고 있던 강의를 모두 수강 철회한 뒤 차를 타고 뉴욕으로 떠났다. 가는 내내 〈새터데이 나이트 라이브〉 연출자인 론 마이클스Lorne Michaels에게 할 말을 연습했다.

"마이클스 씨, 저에게 무대를 3분만 내주시죠. 완전히 뒤집는다는 게 뭔지 제대로 보여드리겠습니다." (자신감이 현실 감각과 반비례하던 시절이었다.)

록펠러 플라자 30번지 건물에 도착한 나는 기타를 메고 운명을 마주하러 들어갔다. 엘리베이터 앞에는 경비원이 있었다.

경비원: 몇 층 가시죠?
나: 〈새터데이 나이트 라이브〉 층이요!
경비원: 출입증 좀 보여주시겠어요?
나: 출입증이요?

나는 엘리베이터도 통과하지 못했다. 무작정 쳐들어가 론 마이클스를 만나는 건 불가능한 일임을 그때 알았다.

터덜터덜 차로 돌아가던 내 마음이 무너져 내렸다. 피워보지도 못하고 꿈이 져버린 것이다.

로스엔젤레스까지 돌아오는 길은 멀고도 멀었다. 하지만 오하이오와 오클라호마 중간쯤에서 갑자기 깨달음이 왔다. 〈새터데이 나이트 라이브〉에 나가지 못한다고 해서 꼭 경영 컨설턴트가 되어야 하는 것은 아니었다. 코미디를 사랑하는 마음은 진심이니, 코미디로 살아갈 다른 방법을 찾기로 했다. 다시 말해 나는 아픔을 딛고 일어났다.

UCLA에 재등록해 학위 과정을 마친 뒤 나는 코미디 활동을 이어갔다. 꿈을 좇을 수 있어 기뻤지만 회복력에 관한 교훈을 배우는 건 아직 시작에 불과했다. 나는 누구에게나 기회가 주어지는 오픈 마이크 무대에서 공연을 펼치기 시작했다. 관객들이 좋아할 때도 있었고, 전혀 반응이 없을 때도 있었다. 한번은 관객이 딱 세 명이었는데 그중 한 명만 웃음을 터트렸다. 그것도 미안해서 웃어준 동정의 웃음이었다. 하지만 나는 멈추지 않았다.

후퇴를 딛고 일어날 때마다 나 자신의 회복력을 향한 믿음이 깊어졌다. 신곡을 써서 다양한 관객들 앞에서 선보였다. 반응이 좋지 않으면 다시 썼다. 시간이 갈수록 내가 쓴 곡들이 더 재미있어졌고 공연 실력도 늘었다.

오픈 마이크 무대에서 클럽으로, 축제 행사로 영역을 넓혔다. 대학 행사 공연을 따내기 시작했고, 이내 전국을 누비며 '지옥에서 온 룸메이트' '하루에 세 번 기말고사' '여학생회의 노래' 등의 공연을 펼치게 되었다. 내가 해냈다. 코미디로 수입을 올리게 된 것이다. 그 모든 건 계속 나아가기 힘든 상황에서도 절대 멈추지 않았기 때문이었다.

나중에는 결국 또 다른 꿈을 좇기로 결심하게 되었지만 코미디를 하던 시절 다져놓은 회복력이 그 후 이딜 기나 힘이 되었디. 특히 통증과 싸우던 시기만큼 회복력이 중요했던 때는 없었다.

커진 회복력, 줄어드는 두려움

회복력은 통증 회복의 전 과정에서 큰 역할을 한다. 재발, 소거 폭발, 무엇보다도 후퇴를 겪을 때 특히 그러하다. 6장에서 나는 치료 과정의 일환으로 후퇴를 최소화하라고 권하기도 했다. 하지만 그럼에도 불구하고 후퇴는 여전히 찾아올 것이다.

후퇴가 기분 좋은 경험은 아니지만, 사실 이는 우리에게 회복력을 키울 기회를 준다. 그리고 회복력을 키우면 두려움이 줄어드는 결과로 이어진다. 예를 들어 처음 몇 차례 무대에서 죽을 쒔을 때 나는 낭패감을 맛봤다. 있는지도 몰랐던 땀구멍에서까지 진땀이 났다. 하지만 이렇게 나 자신을 얼른 다독이곤 했다.

"오늘 하루만 망쳤을 뿐이야."

"연습하면 나아질 거야."

"제이 레노 Jay Leno[1] (미국의 유명 코미디언이자 TV 토크쇼 진행자—옮긴이)도 처음부터 잘하진 않았어."

이런 안전 메시지들 덕분에 나는 몇 번이고 다시 일어설 수 있었다. 몇 달 동안 무대에 서보고 나니 공연을 망치는 것이 훨씬 덜 무섭게 느껴졌다. 이미 여러 번 망치고도 잘 회복했기 때문이다.

통증도 똑같다. 후퇴를 경험하면 무력감과 절망에 빠지기 쉽다. 하지만 스스로에게 안전 메시지를 보내면 그런 기분으로부터 자신을 보호할 수 있다. 당신은 딛고 일어날 것이고, 회복할 때마다 자신의 회복 능력에 대한 믿음도 커진다.

자신이 회복력이 높은 사람이라고 생각되지 않더라도 걱정할 것 없다. 회복력이란 학습된 행동이다. 마찬가지로 무력감에 빠지는 것도 당신이 무력해서가 아니라, 뇌가 이전에 수없이 많이 그런 식으로 반응했기 때문이다. 마음이 저절로 절망으로 기우는 것은 상황이 심각해서가 아니라, 절망 쪽으로 강력한 뇌의 신경 경로가 형성되어 있기 때문이다.

연습을 통해 회복력을 높일 수 있다는 사실이 이미 과학적으로 증명된 바 있다.[2] 이 책에서 다룬 기법들, 즉 자기 연민을 연습하고, 두려움을 포착하고, 안전 메시지를 보내는 행동들은 역경을 딛고 일어서는 능력을 키우는 데 도움이 될 것이다.

| 환자의 관점 |

카일 이야기

저는 활동적인 사람입니다. 저 스스로를 운동 선수라고 생각할 정도로요. 고관절 통증이 생겼을 때 가장 힘들었던 점이 바로 그거예요. 좋아하던 신체 활동을 할 수 없었으니까요. 나 자신이 될 수 없었던 거죠. 상태가 좋을 때는 희망을 품을 수 있었어요. 하지만 통증이 심해지면 기분이 처참했습니다. '다시는 스키를 못 타겠지. 헬스장도 못 가고, 아이들이랑 뛰어노는 것도 안 될 거야.' 이런 생각에 시달렸어요. 걱정으로 끙끙 앓으며, 닥쳐올지도 모를 갖가지 재앙을 곱씹었습니다.

이렇게 두려움과 절망감으로 통증에 반응하면 통증을 더 생생하게 만든다는 걸 알고는 있었습니다. 이 습관을 깨야 했지만, 무력감과 재앙으로 나를 이끄는 힘이 훨씬 더 강했던 거죠. 그 길로 빨려들지 않기가 정말 너무나도 힘들었습니다. 그래서 여러 가지를 시도해 봤죠. 어떻게 통증에서 빠져나왔는지 콕 집어 말하라고 한다면, 로버트 프로스트Robert Frost(20세기 미국의 국민 시인. 여기서 언급되는 시 〈가지 않은 길〉이 가장 널리 알려진 대표작이다―옮긴이)의 시 구절을 떠올린 덕분이라고 할 수 있을 것 같아요. 두 갈래 길 중 사람들이 '덜 다닌 길'을 선택했다는 결말 말이에요.

통증이 다가오는 게 느껴질 때면 생각했어요. '그래, 덜 다닌 길을 선택하자. 익숙하게 가던 길로 반응하지 마. 뇌가 신호를 잘못 해석하고 있을 뿐이야. 예전에도 겪었던 일이라는 걸 잘 알잖아. 곧 지나갈 거야.'

그러자 나의 초점이 달라지기 시작했어요. 고관절이 또 아프지는 않을까 늘 걱정하고 거기에 집착했었는데 예전만큼 매달리지 않게 되더라고요. 중요한 건 통증이 찾아왔을 때 내가 어떻게 반응할 것인가였어요.

나를 끌어당기는 힘이 너무 강해서 어쩔 수 없이 절망감을 느낄 때도 있었어요. 그렇지만 시간이 갈수록 그동안 '덜 다녔던 길'로 가는 것이 점점 더 쉬워졌습니다. 나를 지배하던 통증의 힘이 줄다가 마침내 사라진 겁니다.

> 요즘은 사는 게 훨씬 가벼워졌습니다. 몸에서 불쾌한 감각이 느껴질까봐 한껏 긴장하던 습관을 버렸으니까요. 오늘도 헬스장에서 로잉rowing 머신을 할 때 고관절에 뭔가 느낌이 왔어요. 순간적으로 두려움이 밀려왔지만 그저 웃음으로 넘기고 제 할 일을 했죠.

최고의 원동력

재발할 경우, 앞서 말한 3단계를 거쳐 통증에서 벗어날 수 있도록 회복력이 작용할 것이다. 하지만 재발을 딛고 일어나는 것보다 애초에 재발하는 일이 없도록 하는 것이 훨씬 낫다. 통증을 멀리하는 비결은 통증에서 벗어나는 비결과 같다. 즉 뇌가 안전하다고 느끼게 해주어야 한다. 이 책에서 다룬 모든 내용이 바로 그 목적을 위해 설계된 것이다.

- 증거 목록 만들기
- 신체 감각 추적 연습하기
- 회피 행동 활용하기
- 안전 메시지 보내기
- 과도한 자극 줄이기

- 갇혔다는 느낌 피하기
- 불확실성 다루기
- 두려움 포착하기
- 긍정적인 감각 끌어안기

각기 다른 이 기법들은 사실 모두 같은 역할을 한다. 뇌로 하여금 안전하다고 느끼게 만들고, 과도하게 높아진 경계 상태를 가라앉히며, 신경가소성 통증을 끄는 것이다. 이 기법들은 통증에서 빠져나오게 해주기도 하지만, 또한 향후에 통증이 재발하지 않도록 막아주기도 한다. 어려운 것은 이 기법들을 활용해야 한다는 점을 잊지 않는 것이다.

통증은 강력한 동기 부여 요소이다. 통증은 해결해야 할 문제가 있다는 것을 우리에게 끊임없이 상기시켜 준다. 통증이 그토록 맹렬하고 야단스러운 것은 그래야만 그것이 효과를 발휘하기 때문이다. 만성 통증을 앓던 시절, 나는 통증을 끝내기 위해서라면 무슨 일이라도 할 기세였다. 끝도 없이 많은 진료 예약을 잡고, 고통스러운 검사들도 견디고, 가능한 모든 치료법을 시도했다. 누군가 매일 아침 치과 신경 치료를 받아야 통증이 낫는다고 말했다면 나는 매일 아침 7시에 치과 의자에 누웠을 것이다. 통증은 그 정도로 나에게 강력한 동기를 부여했다.

통증이 사라지면 끊임없이 우리를 부추겨 뭔가를 하도록 만들던 목소리가 사라지고, 우리는 쉽게 예전의 행동 방식으로 돌아가게 된다. 또다시 다칠까봐 전전긍긍하기 쉽다. 또다시 자신을 비판하기 쉽다. 또다시 아침에 눈 뜨자마자 휴대폰을 들고 잠들기 직전까지 들여다보게 되기 쉽다.

그러니 통증이 사라졌더라도 계속해서 자신을 돌보자. 이 책에 실린 기법들을 활용해 통증 없이 안전한 뇌 상태를 유지하자. 하지만 간소하게 해야 한다. 스스로를 몰아붙여서는 안 된다. 누구나 지나친 열의가 담긴 새해 맞이 다짐을 해봤을 것이다. 매일 운동하기, 건강한 것만 먹기, TV 끊기 등등. 하지만 1월 4일 무렵이면 과자 봉지를 안고 소파에 드러누워 드라마 정주행을 하고 있는 자신을 발견하기 십상이다.

감당할 수 있는 목표를 세워야 꾸준히 실천할 수 있다. 가장 와 닿는 한두 가지의 기법을 골라 일상 생활에 접목시켜 보자. 부정적인 생각 때문에 힘들다면 '두려움 포착하기'를 계속 하자. 휴대폰 때문에 높은 경계 상태에서 벗어나지 못한다면 휴대폰 사용에 제한을 두자. 중요한 것은 한결 같은 태도로 자신을 돌보는 것이다.

나는, 치료를 마친 후 회복 상태를 유지하기 위해 어떤 노력을 기울이고 있는지 알아보려고 예전 환자 몇 사람에게 연락을 취했다. 그들의 이야기를 소개한다.

아미르Amir는 이렇게 말했다.

"제가 주로 하는 건 내 몸의 안부를 묻는 거예요. 초반에는 자꾸

잊어버려서 신호를 정했답니다. 전화가 올 때마다 내 몸 상태를 살피기로 한 거죠.(저는 하루에 스물다섯 통에서 마흔 통 정도 전화를 받습니다.) 몸 상태를 살피는 건 아주 단순해요. 한두 번 깊게 숨을 쉬는 정도죠. 그러면 몸에 관심을 기울이면서도 주변 상황을 인지하고 할 일을 계속할 수 있습니다."

계속 물이 차오르는 양동이를 상상해 보라. 수위가 3센티미터 높아질 때마다 물을 비워준다면 양동이는 절대 넘치지 않을 것이다. 아미르가 재발을 방지하는 전략이 본질적으로 이에 해당한다. 몸의 긍정적인 감각(주로 호흡)을 확인할 때마다 아미르는 자신이 차분하게 진정되는 느낌을 받았다. 이것을 하루에 여러 번 반복함으로써, 고도의 경계 상태로 가지 않고 통증으로부터 자신을 보호할 수 있었던 것이다.

그런데 통증이 없을 때는 뇌를 진정시키는 행동을 해야 한다는 사실을 기억하기가 어렵다. 아미르는 전화가 올 때마다 몸을 살피는 기발한 시스템을 활용했다. 직업상 전화를 정말 많이 받는다는 점에 착안한 것이다! 일상의 일부를 맞춤형 신호로 삼은 덕분에 그는 스트레스 수준을 잘 조절할 수 있었다.

다음은 카를라Carla가 들려준 이야기이다.

"저는 매일 아침 침대에서 5분 정도 하루를 어떻게 보낼지 마음을 가다듬어요. 그러면 올바른 흐름으로 하루를 시작할 수 있죠. 저는 저만을 위한 자기 연민 메시지도 녹음해 뒀어요. 매일 듣진 않지만요. 솔직히 말하면 아직도 이따금씩 통증이 찾아와요. 더 이상 만성 통증 환자는 아니라고 생각하지만 때때로 가볍게 증상이 올라오는 거죠. 한동안은 통증이 완전히 사라진 게 아니라서 좀 짜증이 났어요.(완벽주의자 아니냐고요? 누가요? 제가요?) 그러다 서서히 통증을 도우미라고 생각하게 되었어요. 미친 듯이 분주하게 지내거나, 나 스스로를 너무 압박할 때면 몸이 똑똑히 알려주는 거니까요. 그래서 통증이 와도 화를 내는 대신 통증에 귀를 기울인 다음, 나에게 필요한 걸 해줘요."

카를라가 자기 연민에 충실한 모습이 정말 보기 좋다. 그녀는 아침마다 자신을 돌보려고 신경을 쓴다. 그리고 통증이 약간 남아 있긴 하지만 그 점 때문에 스스로를 몰아붙이지는 않는다. 이런 자기 수용과 기다림의 태도가 카를라의 뇌를 차분하게 해줄 것이다. 나는 90퍼센트 호전되고도 100퍼센트가 아니라며 스스로를 자책하는 환자들을 정말 많이 만났다. 하지만 100퍼센트가 아니어도 충분히 괜찮을 수 있다.

카를라의 통증은 강도도 약하고 빈도도 뜸해서 충분히 일상 생활을 즐길 수 있다. 그녀는 통증이 완전히 사라지지 않았다고 짜증내는 대신 통증을 유익한 신호로 받아들였다. 마치 어둠 속의 등대처럼, 자신이 자칫 보지 못할 뻔한 것들을 통증이 비춰준다고 말이다. 이보다 더 훌륭하게 자신에게 안전 메시지를 보내는 예를 나는 본 적이 없다.

자기만의 길을 닦다

셜리 버맨Shelley Berman은 1950년대와 60년대에 활동한 스탠드업 코미디언이다. 그는 미국으로 이민 온 할아버지를 주제로 개그를 자주 했다. 셜리의 할아버지는 미국이 기회의 땅이라는 말, 그리고 도로가 금으로 포장되어 있다는 말을 들었다! 하지만 막상 미국에 도착해서 그가 알게 된 것은 다음 세 가지 사실이었다.

1. 도로가 금으로 포장되어 있지 않다.
2. 도로가 아예 포장되어 있지 않다.
3. 도로를 포장하게 될 사람은 바로 나 자신이다.

자신을 구원해 줄 무언가를 바깥에서 찾을 때 우리는 엉뚱한 곳을 헤매게 된다. 원하는 삶을 만들어낼 수 있는 힘은 처음부터 내 안에 있었기 때문이다.

만성 통증에 시달리던 시절, 나는 나를 치료해 줄 누군가를 애타게 찾아다녔다. 새로운 치료자를 만날 때마다 새 희망이 솟았고, 치료가 실패할 때마다 실망감에 마음이 무너졌다.

신경가소성 통증에 대해 배우고 나자 관점이 달라졌다. 착각을 일으킨 것이 나의 뇌니까, 착각을 해결할 힘도 오직 나의 뇌에 있다는 사실을 깨달은 것이다. 그 점이 약간 무섭게 느껴졌다. 그토록 오랜 시간 통증을 낫게 해줄 누군가를 밖에서 찾고 있었다는 말이니까. 하지만 동시에 힘이 솟기도 했다. 나에게는 나를 치유할 힘이 있다는 뜻이니까!

모든 사람에게는 자신의 통증을 고칠 힘이 있다. 수년간 나는 스스로의 증상을 극복해 낸 많은 환자들과 함께했다. 그렇지만 사실대로 말하자면 나는 그들 중 누구도 고친 적이 없다. 그들이 스스로를 치유할 수 있도록 적절한 도구를 제공했을 뿐이다. 이제 그 도구를 당신에게도 건넸다.

이 책을 읽은 지금, 몸에서 오는 신호를 근거로 뇌가 어떻게 통증을 만들어내는지 당신은 이해하게 되었다. 그런데 그 시스템은 완벽하지 않아서 때때로 뇌가 경보음을 잘못 울릴 수 있다는 것도 알게 되었다. 두려움은 그러한 착각에 연료를 제공해 통증-두려움 순환이 무한히 반복되도록 한다는 점도 살펴보았다. 몸에 문제가 생겼다고 믿을 경우 두려움이 더 커지며, 그로 인해 통증이 고착된다는 사실도 이제 안다.

신체 감각 추적의 여러 요소들도 알아보았고 이것들이 어떻게 함께 작용해서 잘못된 경보음을 끄는지도 배웠다. 신체 감각 추적을 언제, 어떻게 활용해야 효과를 극대화할 수 있는지 치료 과정의 규칙도 숙지했다. 뇌를 차분하게 가라앉히고, 두려움을 포착하고, 긍정적인 감각을 끌어안는 기법들도 다 살펴보았다.

당신은 각 도구의 사용법, 그 뒤에 숨은 과학적 원리, 도구를 실생활에 적용하는 전략까지 익혔다. 이제는 당신만의 길을 닦아야 할 시간이다.

통증 재처리 요법의 기본 원칙은 언제나 같다. 두려움은 통증을 부추기는 연료이며, 안전은 통증-두려움 순환을 깨는 열쇠라는 점 말이다. 하지만 세부적인 양상은 모두 다르다. 나는 당신이 자신에게 잘 맞는 길을 찾아 치유에 이르리라 믿는다. 도구 상자를 건넨 사람은 나지만, 그 속에서 도구를 꺼내 스스로를 통증에서 벗어나게 할 사람은 바로 당신 자신이다.

내가 이 책의 제목을 "The Way Out"이라고 한 것은 만성 통증에 '갇히는' 기분을 나 역시 잘 알기 때문이다. 통증은 당신에게 고함을 지르고, 당신을 때려눕히고, 당신의 기쁨을 앗아가며, 다른 생각이라고는 할 수 없게 만든다. 당신은 세상 그 무엇보다도 '탈출way out'을 간절히 바라게 된다.

몇 달 혹은 몇 년을 통증에 시달리고 있다면 말할 것도 없이 최대한 빨리 통증으로부터 해방되기를 바랄 것이다. 하지만 인내심을 갖기 바란다. 새로운 습관을 형성하는 데는 시간이 걸린다. 새로운 신경 경로가 구축되려면 연습이 필요한 것이다. 그저 한 걸음씩 매일 앞으로 나아가다 보면 조금씩 뇌를 바꿔나갈 수 있다. 모든 후퇴의 경험은 회복력을 키울 수 있는 계기가 되어줄 것이다. 모든 소소한 증상은 교정 경험을 향한 관문이며, 모든 두려움은 안전 메시지를 보낼 기회이다.

 책은 마지막에 다다랐지만, 당신은 이제야 출발선에 섰다. 통증으로부터 벗어나는 길은 지금부터 시작이다.

맺음말

의료 산업의 현재와
오피오이드 계열 진통제의 위기

2012년 가을, 나는 허리 통증이 심한 새로운 환자 브라이언Brian을 맞아 치료를 시작했다. 그는 몇 달에 걸쳐 통증 재처리 요법의 원리를 배우고 적용한 끝에 마침내 증상을 이겨냈다. 하지만 지금 하려는 이야기는 브라이언의 회복에 관한 이야기가 아니라 나를 만나기 전 20년 동안 그가 겪었던 일들에 관한 이야기이다.

브라이언의 이야기 1: 기대와 실망

모든 것은 한 번의 찌릿함으로 시작되었다.

1992년의 어느 날 아침, 브라이언은 달리기를 하러 나갔다. 그는 모두가 잠든 이른 시간에 뛰는 것을 좋아했는데 새벽 조깅이 그에게 평화로운 기분을 안겨주었기 때문이었다. 하지만 그날 아침 달리기는 평화로움과는 거리가 멀었다. 3킬로미터쯤 달렸을 때 허리 아래쪽에 찌릿한 통증이 느껴졌다. 당시에는 대수롭지 않게 생각했지만 그 한 번의 찌릿함이 20여 년에 걸친 진료, 시술, 큰 수술, 마지막에는 마약성 진통제인 오피오이드opioid 중독으로까지 이어지게 했다.

허리를 처음 다쳤을 때 브라이언은 원인이 무언지 찾아보기 시작했다. 회계사인 그가 직업을 통해 배운 것이 하나 있었다. 문제가 있으면 반드시 해결책도 있다는 것. MRI 검사를 받은 브라이언은 자신에게 디스크 팽윤이 있다는 사실을 알게 되었다. 정형외과 세 곳에서 물리 치료를 권했다. 그래서 브라이언은 그 누구보다 열심히, 일주일에 세 번씩 꼬박 2년을 물리 치료에 매달렸다.

그렇게 312회의 물리 치료를 받은 브라이언은 다시 의사들을 찾았다. "아직도 허리가 아픈데요, 뭘 더 할 수 있을까요?"

의사들은 경막외 주사를 추천했다. 실시간 엑스레이로 확인하면서 디스크 부위에 직접 코르티손을 주입하는 방식이었다. 하지만 효과를 보지는 못했다. 그래서 한 번 더 맞았다. 그리고 또 한 번 더! 모두 아무 소용이 없었다.

브라이언은 답답하고 초조해졌다. 마지막으로 해볼 수 있는 것은 척추 유합술癒合術(통증을 유발하는 두 개의 척추를 연결하여 하나의 단단한 뼈로 고정하는 수술—옮긴이)이었는데, 의사들은 썩 내켜하지 않았다. 큰 수술인데다 되돌릴 수도 없었기 때문이다. 의사들은 앉거나 신체 활동을 할 때 그의 통증이 주로 유발된다는 점을 지적하며 브라이언에게 물었다. "그런 활동들을 피하는 방법은 없을까요?" 하지만 브라이언은 회계사였고, 몸 관리를 위한 운동에도 열심인 사람이었다. 앉아서 일하는 것, 그리고 신체 활동을 하는 것은 그의 인생 자체나 다름없었다!

할 수 있는 것은 이미 다 해본 상태였기 때문에 의사들은 결국 척추 유합술을 진행하기로 동의했다. 문제라고 생각되는 디스크를 제거한 뒤, 척추뼈가 유합될 수 있도록 금속 보형물을 삽입했다. 수술은 순조롭게 끝났고, 브라이언도 회복에 전념했다. 두 달에 걸친 물리 치료를 끝낸 뒤 브라이언은 기대에 부푼 가슴으로 직장에 복귀했다.

하지만 불행하게도 또다시 통증이 찾아왔다. 사무실 의자에 앉자 허리에서 익숙한 괴로움이 느껴졌다. 브라이언의 가슴은 처참하게 무너져내렸다. "세상에서 제일 끔찍한 일인 것 같아요. 기대했다 실망하는 거요." 수술은 완벽한 실패였다.

브라이언이 큰 수술을 감행하고도 아무런 효과를 못 봤다고 생각하면 마음이 아프지만, 사실 놀라운 일은 아니다. 허리 통증에 척추 유합술을 한 경우와 기타 비수술적 치료를 한 경우를 비교한 연구가 있다. 수술을 받든 받지 않든 환자들의 예후에는 큰 차이가 없다는 것이 연구 결과 드러났다.[1] 수술을 받은 경우 감염이나 마비 같은 합병증의 위험이 훨씬 더 컸다[2]는 점을 제외하고 말이다.

과학의 아름다움은 끊임없이 지식을 키워 더 나은 결정을 하게 해준다는 데 있다. 수술이 효과가 없는 것으로 밝혀졌다면 더 이상 고려되지 않아야 마땅하다. 하지만 앞서 소개한 연구가 발표되고 나서도 미국 내 척추 유합술의 수는 오히려 증가했다![3] 어떻게 이런 일이 가능할까? 더 나은 치료 옵션이 없거나, 만성 통증 환자가 증가한 것 등의 이유가 있을 수 있다. 하지만 근본적으로는 통증이 몸에서 비롯한다는 사고방식에 완전히 사로잡힌 나머지 어떻게든 '몸'을 고치려고만 하기 때문인 점이 크다. 설사 그것이 과학을 외면하는 선택이 될지라도 말이다.

••• 브라이언의 이야기 2: 통증의 대가

수술 후 복직한 브라이언은 다시 통증에 휩싸였다. 경막외 주사를 한 번 더 맞았지만 효과가 없었다. 1년 동안 물리 치료도 이어갔는데 그것도 도움이 되지는 않았다. 심지어 2차 수술까지 받았지만 상태는 오히려 더 악화되는 듯했다.

그 사이 브라이언의 병원비는 눈덩이처럼 불어나고 있었다. 다행히 그에게 의료 보험은 있었지만, 여전히 감당해야 할 지출이 많았다. 기본 진료비와 본인 부담금을 내야 했다. 게다가 치료를 받으러 가려면 일을 쉬어야 했다. 특수 의자와 입식 책상, 의료 기기도 사야 했다.

그래서 브라이언이 돈을 얼마나 썼을까? 그가 꼼꼼한 회계사인 덕분에 우리는 추측할 필요가 없다. 브라이언은 지난 20년간 자신의 통증에 8만 3,417달러를 썼다. 증빙용 영수증까지 모두 가지고 있었다.

통증은 값이 비싸다! 미국의 경우 만성 통증으로 인한 총 비용이 연간 6천억 달러가 넘는다.[4] 이는 미국 내 모든 만성 통증 환자들에게 매년 롤렉스 시계를 하나씩 사주는 것과 맞먹는 금액이다.[5] 하지만 이렇게 막대한 돈을 쓰고 있음에도 사람들은 여전히 통증에서 벗어나지 못하고 있다.

그 점이 우리를 정말 좌절하게 한다. 한 사람당 수천 달러로 보든 사회 전체적으로 수천억 달러로 보든, 만성 통증에 들어가는 비용은 지나치게 높다. 그 이유는 효과가 없는 치료에 계속 돈을 들이고 있기 때문이다. 그래서 결국 다른 많은 통증 환자들처럼 브라이언도 다음과 같은 말을 들을 수밖에 없었다. "통증은 앞으로도 쭉 있을 겁니다. 할 수 있는 건 그저 관리하는 것뿐이에요."

브라이언의 이야기 3: 오피오이드

그 후 15년 동안 쭉 통증이 있었다. 브라이언은 "제 인생은 온통 통증이 쥐고 흔들었어요. 도대체 끝나지를 않았죠"라고 말했다.

더 이상 쓸 수 있는 치료 옵션이 없어진 의사들은 브라이언을 통증 관리 센터로 보냈다. 그곳에서 해주는 것이라곤 마약성 진통제인 오피오이드 처방뿐이었다. 통증 관리 센터에서는 울트람(혹은 트라마돌)이라는 이름의 오피오이드 진통제를 처방해 주며 하루 두 번 복용하라고 했다. 브라이언은 통증이 멎을 때가 거의 없는 편이었는데, 울트람을 먹으면 조금 가라앉았다. 그는 이렇게 설명했다. "다음번 울트람은 언제 먹을 수 있나, 시계만 쳐다보고 있었어요. 점심을 먹고 나서 시계를 보면 아직 오후 2시밖에 안 됐는데 3시까지는 기다려야 했죠. 같이 일했던 직장 동료들, 저를 아는 지인들은 제 눈빛 속에서 고통을 읽을 수 있었어요. 다들 저를 안쓰럽게 여겼죠."

통증과 더불어 보낸 20년의 세월 동안 브라이언은 울트람, 코데인, 메타돈, 옥시콘틴을 복용했다. 모두 오피오이드 계열의 마약성 진통제로 중독성이 있었다. 통증에서 완전히 벗어난 뒤에 브라이언은 중독성 의약품 전문의의 도움을 받아 약을 줄여나갔다. 그가 털어놓은 말이다. "오피오이드를 끊는 건 정말 힘들었습니다. 아직도 통증이 있었다면 끊는 건 거의 불가능했을 거예요."

여기서 우리는 오피오이드 계열 진통제가 낳은 위기를 보게 된다. 이것은 말 그대로 위기이다. 2017년, 5,600만 명 이상의 미국인들이 오피오이드 진통제를 처방받았다.[6] 물론 이 약들은 단기간의 통증 감소라는 정당한 목적을 위해 쓰일 수 있다. 그러나 장기적으로는 환자들이 오피오이드에 내성이 생겨 점차 효과가 떨어지게 된다. 해당 진통제에 중독성과 위험성이 있다는 점은 말할 것도 없다. 오피오이드 과다 복용은 현재 미국 내 사고사 원인의 1위를 차지하고 있다.[7] 총기 사고나 교통 사고보다도 더 치명적인 사망 원인인 것이다. 오피오이드로 인한 사망이 너무나 흔해진 나머지 최근 3년간 미국인의 평균 기대 수명이 실제로 줄어들었을 정도이다.[8] 미국에서 평균 기대 수명이 감소한 것은 제1차 세계대전과 세계적 규모의 유행성 독감을 동시에 겪었던 때가 마지막이었다.

오피오이드 위기에 대응하기 위해 미국 보건복지부 산하 질병통제예방센터에서는 진통제 처방을 줄이기 위한 새로운 가이드라인을 마련했다.[9] 하지만 이러한 조치는 또 다른 두려움을 낳았다. 브라이언 같은 만성 통증 환자들이 그나마 하루를 버틸 수 있게 해주던 오피오이드 계열 진통제를 앞으로는 구할 수 없게 되리라는 우려 말이다.

만성 통증에 있어 오피오이드는 기껏해야 일회용 밴드 같은 임시 방편에 불과하다. 잠시 고통을 완화해 줄 수는 있지만 통증의 근본적인 원인을 치료하지는 못한다. 그렇다고 해서 오피오이드를 구하기 어렵게 만드는 것이 해법이 될 수는 없다. 오피오이드의 위기가 해결되기를 나 역시 진심으로 바라지만, 그런 방법으로는 설령 오피오이드 위기는 해결하더라도 통증 자체의 위기에 대해서는 조금도 손쓸 수 없기 때문이다. 우리에게 필요한 것은 만성 통증을 향한 새로운 접근법이다.

새로운 길

 브라이언은 20년이 넘도록 불필요한 수술, 효과 없는 주사, 중독성 있는 진통제에 시달려야 했다. 하지만 브라이언을 진료한 의사들이 이 이야기의 악역은 아니라는 점을 분명히 해두고 싶다. 20년에 걸친 여정 속에서 브라이언은 수없이 많은 의료진을 만났는데 대부분 다정하고 사려 깊었다. 그들은 자신이 가진 도구로 브라이언의 통증을 치료해 주려고 최선을 다했다. 문제는 그들이 잘못된 도구를 쓰고 있었다는 것이다.

 의사가 되려면 의과 대학에 진학해 4년에서 6년 정도(나라별로 다르다) 다녀야 한다. 의대생들은 수천 시간을 들여 해부학에서 유전학에 이르기까지 온갖 것을 공부한다. 그렇다면 의과 대학의 교육 과정 중 통증 관련 과목에 할애되는 시간은 어느 정도일까? 미국의 경우 총 11시간이다. 과목당 11시간이 아니다. 연간 11시간도 아니다. 4년 교육 과정 전체를 통틀어 단 11시간만 통증 관련 내용을 다룬다.[10] 다른 나라라고 해서 크게 다르지 않다. 유럽의 경우는 12시간이다. 영국은 13시간이며, 캐나다, 호주, 뉴질랜드는 20시간을 통증 교육에 할애해 가장 높은 편에 속한다.

11시간?! 20시간?! 이 책에서 소개한 모든 이야기와 연구, 통계 자료를 통틀어 이 대목이 가장 충격적이다. 학창 시절 나는 원소 주기율표를 배우는 데 최소 30시간은 들였던 것 같다. 그때 배운 지식을 실생활에서 쓸 일은 단 한 번도 없었는데도 말이다. 그런데 미래의 의사들은 전 세계 10억 명 이상의 사람들을 괴롭히는 문제에 대해 공부하는 데 그 정도의 시간도 들이고 있지 않은 것이다!

이처럼 통증 교육이 부재한 것은, 통증이란 하나의 증상에 지나지 않으며 통증은 언제나 몸의 손상이나 질병에 의해서만 비롯된다는 우리의 오래된 사고방식을 반영하는 것이다. 하지만 이것은 20세기의 발상이다. 최첨단 fMRI 연구에 힘입어 우리는 이제 신경가소성 통증이 그 자체로 하나의 질병임을 알게 되었다. 신경가소성 통증은 근본적으로 다른 유형의 통증이다. 이것은 뇌에 의해 지속되며, 따라서 뇌에서 치료해야 한다.

지난 20년 사이 만성 통증에 대한 이해는 폭발적으로 증가했다. 그럼에도 불구하고 나와 팀원들은 브라이언처럼 별 효과 없는 치료를 받고 있는 환자들을 매일 만난다. 당연하지만 그들은 계속해서 통증 상태에 머물러 있다. 브라이언이 겪은 일들이 극단적으로 들릴지 모르지만 우울한 진실은 그런 경험이 흔하다는 것이다. 볼더 요통 연구에 참여했던 환자들이 통증을 앓은 기간은 평균 11년이었다. 그들 대부분도 자신들만의 실패한 의학적 치료 목록들을 잔뜩 가지고 있었음은 물론이다.

우리는 지금보다 더 잘할 수 있다. 더 잘해야 한다. 작고 점진적인 개선을 말하는 것이 아니다. 만성 통증에 대한 시각과 치료 방식의 패러다임 자체를 대대적으로 바꿔야 한다. 통증에 대한 이해가 진보한 만큼 의료 체계도 그에 발맞춰 달라져야 할 때이다. 현대 의학은 신경가소성 통증과 관련해 새롭게 밝혀진 것들을 수용해야 한다. 의사들은 낡고 부적절한 치료 방식을 새로운 근거에 기반한 치료법으로 대체해야 한다. 대학에서는 미래의 의사들에게 통증이 몸에 대한 단순한 반사 반응 이상이라는 점을 가르쳐야 한다.

우리는 어려운 부분을 이미 해냈다. 전 세계 과학자들 덕분에 우리는 만성 통증이 무엇이며 어떻게 작용하는지에 대해 완전히 새롭게 이해할 수 있게 되었다. 이제 그 지식을 활용해 아직도 고통받고 있는 수많은 브라이언들을 도와야 한다.

유사 이래 인류는 이성과 과학의 힘으로 불가능해 보였던 문제들을 해결해 왔다. 더 오래, 더 행복하게 살 수 있도록 말이다. 괴혈병, 소아마비, 천연두처럼 한때 수백만 명을 괴롭혔던 질병도 정복했다. 이제 그 목록에 만성 통증을 추가할 차례이다.

◆ 부록

'신경가소성 통증' 여부를 확인하는 방법

 어떤 질문보다도 많이 받는 질문이 하나 있다. 통증 환자들은 나에게 와서 자신의 증상을 쭉 설명한 다음 이렇게 묻는다. "이게 신경가소성 통증인가요?" 내 대답은 항상 똑같다. "그럴 수도 있어요."

 뇌는 몸의 모든 부위에서 어떠한 신체 감각이든 생성할 수 있다. 허리, 목, 눈, 치아 등에서 통증을 유발할 수 있고, 근육통, 신경통, 날카로운 통증, 둔탁한 통증을 일으킬 수도 있으며, 쥐어짜는 느낌, 쿡쿡 쑤시는 느낌, 화끈거리는 느낌, 무감각한 느낌을 일으킬 수도 있다. 신체 부위 어디서든 불쾌한 감각이 느껴진다면 그것이 신경가소성 통증일 가능성이 충분히 있는 것이다.

 하지만 그것이 신경가소성 통증인지 어떻게 알 수 있을까?

2장에서 언급했듯이 대부분의 만성 통증은 신경가소성 통증이다. 그렇지만 종양, 감염, 골절, 자가 면역 질환 같은 신체적 문제로 인해 만성 통증이 생기는 경우도 있다.

통증은 전부 몸에서 비롯된 것처럼 느껴지기 때문에, 신체적 원인으로 생긴 통증과 신경가소성 통증을 구별하기란 쉽지 않다. 다행히 신경가소성 통증을 가리키는 몇 가지 징후가 있다. 다음은 신경가소성 통증 여부를 확인하는 데 도움이 되는 지침들이다.

스트레스 시기에 발생한 통증

지금까지 함께한 환자들 중 절반가량은 스트레스가 특히 심한 시기에 첫 증상이 나타났다. 예컨대 회사의 업무 강도가 대단히 높거나, 갓 태어난 아기를 돌봐야 하는 상황일 때도 있고, 재정적으로 심한 압박에 몰렸을 때도 있으며, 최근 사랑하는 사람을 떠나보낸 경우도 있다. 3장에서 논의한 바와 같이 스트레스는 뇌를 높은 경계 상태로 만들어 통증을 유발할 수 있다. 따라서 스트레스가 심하던 시기에 증상이 시작되었다면 그것은 신경가소성 통증임을 가리키는 신호이다.

부상 없이 발생한 통증

다친 곳이 전혀 없는 상태에서 첫 통증이 찾아왔다면 그것 또한 신경가소성 통증임을 알리는 신호이다.

그런데 실제로 어딘가를 다친 경우라면 어떨까? 나는 부상에서 신경가소성 통증이 시작된 환자들도 많이 만날 수 있었다. 한 환자는 축구 시합을 하다가 부상으로 햄스트링이 늘어났다. 교통 사고 때 목을 다친 여성도 있었고, 얼음판에서 미끄러져 손목을 삔 남성도 있었다.

이런 경우 신체에 실제로 조직 손상이 일어났기 때문에 처음에는 통증이 있는 것이 타당하다. 그런데 부상이 나은 후에도 통증이 계속 남아 있다면 그것은 신경가소성 통증으로 바뀐 것이다. 따라서 통증이 부상에서 시작되었더라도 정상적인 회복 과정을 이미 지났다면 신경가소성 통증일 가능성이 높다.

증상이 오락가락하는 통증

신경가소성 통증 환자들의 경우 증상이 일관되지 않은 경우가 많다. 집 주변 산책을 즐기는 환자가 있었는데, 어떨 때는 통증이 느껴지고 어떨 때는 통증이 느껴지지 않았다. 어떤 환자는 운전할 때마다 통증을 느꼈는데, 어떤 날은 통증 지수가 10점 중에서 2점 정도인데 어떤 날은 7점 정도까지 올라갔다. 월요일부터 금요일까지는 통증이 매우 심하다가 주말에는 거의 못 느끼는 환자도 있었다.

이렇게 오락가락하는 양상은 그 통증이 신경가소성임을 알려주는 중요한 신호이다. 신체 구조적인 원인으로 생겨난 통증은 일반적으로 이런 식의 편차를 보이지 않는다.

증상이 여러 군데에서 나타나는 통증

일부 신경가소성 통증 환자들은 몸의 여러 부위에서 증상을 경험한다. 다발성경화증, 낭포성섬유증, 루푸스 같은 전신성 질환이 없다는 가정 하에, 통증이 여러 부위에서 나타난다는 것은 그것이 신경가소성 통증임을 시사한다. 서로 무관한 신체 질환이 서너 곳에서 동시에 일어날 확률은 극히 희박하다. 신경가소성 통증이라는 하나의 근본적인 원인이 자리 잡고 있다고 보는 편이 훨씬 더 합리적인 설명이다.

주위로 번지거나 이동하는 통증

처음에는 오른쪽 허리가 아팠는데 얼마 후 왼쪽 허리에서도 통증이 느껴진다는 환자들이 있었다. 그러다가 나중에는 통증이 점차 가운데로 번졌고, 곧 허리 전체가 아프게 되었다. 이처럼 시간이 흐르면서 통증이 주위로 번져나간다면 이는 그것이 신경가소성 통증임을 가리킨다.

또한 신경가소성 통증은 한 부위에서 다른 부위로 옮겨 다니기도 한다. 하루는 왼쪽 다리가 아팠는데 다음날은 오른쪽 다리가 아픈 식이다. 혹은 아침에는 요추 쪽에 통증이 있다가 오후에는 흉추 쪽에서 통증이 느껴질 수 있다. 신체 구조적으로 발생한 통증은 이런 식의 양상을 보이지 않는다.

스트레스로 유발되는 통증

약속에 늦을 것 같아 마음이 급할 때 통증이 더 심해지는가? 배우자와 말다툼을 벌일 때 통증이 더 심해지는가? 회계 담당자 팀에 대해 비아냥거리는 이메일을 보내면서 실수로 '전체 회신'을 눌렀다는 걸 깨달았을 때 통증이 더 심해지는가?

스트레스를 받는 순간 통증이 발생하거나 상태가 더 심해진다면 그것은 신경가소성 통증이다.

반대로 어떤 활동에 몰입해 한껏 즐기고 있을 때 통증이 줄어드는 경험을 할 수도 있다. 4장에서 소개한 나의 레이커스 경기 이야기처럼, 그것은 당신의 통증이 신경가소성 통증임을 알려주는 소중한 증거가 될 것이다.

몸과 상관없이 유발되는 통증

중립적인 자극을 통증과 연결시키는 현상인 '조건 반응'에 대해 4장에서 이야기한 바 있다. 보통은 특정 자세나 신체 활동이 통증과 연결되지만, 전혀 다른 요인이 통증과 결부되기도 한다. 나는 날씨, 소리, 냄새, 심지어 시간대에 따라 통증이 오르락내리락하는 환자들을 만나 보았다.(아침에 통증이 심해지거나, 밤에만 통증이 찾아오는 식이다.) 한 환자는 연애 리얼리티 프로그램인 〈더 배철러The Bachelor〉만 보면 통증이 나타나곤 했다! 이런 것들은 모두 조건 반응에 불과하다.

몸과 아무 상관이 없는 요인으로부터 통증이 유발된다면 그것은 신경가소성 통증임을 보여주는 명확한 신호이다.

대칭을 이루는 통증

양 손목, 양 발목, 양 엄지손가락처럼 몸의 양쪽 부위에 동일하게 통증이 생기는 환자들이 많다. 양측 동시에 신체적으로 문제가 생기는 상황은 매우 이례적인 것이다. 이런 현상 또한 신경가소성 통증의 가능성을 시사한다.

시간이 지연되어 나타나는 통증

신경가소성 통증 환자들은 간혹 어떤 활동을 마치고 나면 그때 비로소 증상을 경험하기도 한다. 내가 만난 환자 한 명은 만성 허리 통증이 있었는데 등산이 큰 통증 유발 요인이었다. 다만 등산 중에는 절대 통증을 느끼는 법이 없었다. 항상 등산이 끝나고 한 시간가량 지나야 통증이 찾아왔다. 이처럼 지연된 통증 발현은 구조적 손상으로 인한 통증에서는 볼 수 없는 것이다.

어린 시절 어려움을 겪은 경우

어린 시절 학대나 방임 같은 트라우마를 경험한 이들은 성인이 되어 만성 통증을 겪을 가능성이 더 높다. 하지만 심각한 트라우마만이 신경가소성 통증으로 이어지는 것은 아니다. 성장 과정에서 불안감을 안겨준 요소라면 그것이 무엇이든 만성 통증에 취약하게 할 수 있다.

당신은 매번 최악의 시나리오부터 성급히 떠올리던 불안한 아버지 밑에서 자랐을 수 있다.

당신은 사사건건 지적하는 어머니 때문에 늘 자신이 부족하다는 느낌에 시달렸을 수 있다.

당신은 알코올 중독인 아빠가 어떤 기분일지 전혀 예측하기 어려웠을 수 있다.

당신은 우울증이 있는 엄마를 기쁘게 해드리는 일에 온통 정신이 팔려 있었을 수 있다.

당신은 언니가 모든 관심을 독차지해서 자신은 알아서 커야 했는지도 모른다.

당신은 가정 환경은 비교적 평온했지만, 중학교 1학년 때 친구들에게 괴롭힘을 당했거나, 경쟁이 치열한 고등학교를 다녔거나, 소셜 미디어에서 따돌림을 당했을 수 있다.

자랄 때 이 같은 경험을 한 경우 '위험'이라는 렌즈를 통해 세상을 바라보게 된다. 이는 신경가소성 통증을 향한 민감도를 높인다.

신경가소성 통증 환자들의 공통된 성격 특성

신경가소성 통증을 지닌 이들에게는 특정한 성격 특성이 자주 나타난다. 3장과 8장에서 다뤘듯이 많은 통증 환자들이 자기 비판적이거나, 스스로를 몰아붙이거나, 걱정과 고민이 많은 경향이 있다. 그 밖에도 신경가소성 통증 환자들에게 흔히 보이는 성격 특성으로 다음과 같은 것들이 있다. 간단한 예시를 들어 소개하겠다.

- 완벽주의—밥은 겨우 세 문장짜리 이메일을 쓰는 데 20분을 들인다. 어조가 완벽해야 한다고 생각하기 때문이다.
- 성실성—에밀리의 조별 과제는 내일까지다. 그녀는 자기 조가 A를 받을 수 있도록 다른 조원들의 작업을 밤새 고쳐주고 있다.
- 다른 사람들을 만족시키기—제니퍼가 리암에게 공항까지 데려다달라는 부탁을 했다. 차가 막히는 시간인데다 할 일이 산더미처럼 밀렸지만 리암은 그렇게 하겠노라 승낙했다. 제니퍼가 실망할까봐 두려웠기 때문이다.
- 불안한 성향—다니엘은 절대 늦고 싶지 않아서 항상 10분 일찍 모임 장소에 도착한다. 하지만 제일 먼저 오는 사람이 되는 것도 싫어서 다른 사람들이 들어가는 걸 볼 때까지 차 안에서 기다린다.

이 모든 성격 특성이 신경가소성 통증과 연결된다는 것은 놀라운 일이 아니다. 방식은 다르지만 각각의 성향이 모두 뇌의 경계 수준을 높이는 작용을 하기 때문이다.

신체적 진단의 부재

의사가 통증의 명확한 원인을 찾을 수 없다면 그때의 통증은 신경가소성 통증일 가능성이 매우 높다. 하지만 이미 받은 진단이 있다고 해서 신경가소성 통증일 가능성이 없는 것은 아니다. 나와 함께 작업했던 대다수의 환자들이 이미 신체적 진단을 받은 상태였다.(그중 상당수는 여러 개의 진단을 받았다.) 4장에서도 언급했지만, 의사들은 신체 구조적인 원인을 찾는 쪽으로 훈련을 받는다. 이 말은, 실제로 통증을 일으키는 원인이 신체 구조적인 데 있지 않은데도 의사들의 관심이 그쪽으로만 쏠릴 수 있다는 뜻이다.

하지만 당신이 운이 좋아서 의료진으로부터 "아무 문제도 못 찾았습니다"라는 말을 듣는다면, 그것이야말로 당신의 통증이 신경가소성 통증임을 명확하게 드러내 주는 신호이다.

앞으로 나아갈 길

당신은 지금까지 제시한 여러 지침들 중 일부 항목 혹은 모든 항목에서 자신의 모습을 보았을 수 있다. 그렇다면 그것은 당신의 통증이 신경가소성임을 보여주는 강력한 증거이다. 하지만 지침들 중 어느 것도 해당되지 않을 수도 있다. 그럴 때는 이런 생각이 들 수 있다. '내 통증은 동시에 여러 부위에 있지도 않고, 이리저리 옮겨 다니지도 않아. 몸의 한 부위에만 있고, 이동한 적도 없고, 스트레스의 영향도 받지 않았어.'

해당되는 지침이 하나도 없다고 해도 여전히 당신의 통증이 신경가소성 통증일 수 있다. 신경가소성 통증은 신체 구조적으로 유발된 통증을 흉내 내는 데 매우 뛰어나다. 이 책에서 소개한 치료 기법을 연습할 때 부록에 실린 지침들을 잘 기억하기 바란다. 종종 환자들이 통증 재처리 요법의 가르침을 실제로 적용해 보면서 자신의 통증이 신경가소성이라는 증거를 발견하기 시작하는 경우가 많다.

마지막으로, 통증의 원인을 확인하는 또 다른 방법은 신경가소성 통증 진단을 전문으로 하는 의사를 찾아가는 것이다. PainReprocessingTherapy.com 홈페이지에 전문의 명단을 올려두었다.

감사의 말

가장 먼저 이 책의 공동 저자이자 내 친구인 아론 지프Alon Ziv에게 감사를 전합니다. 아론 덕분에 이 책은 훨씬 더 나아질 수 있었고, 함께 책을 쓰는 과정이 무척 즐거웠습니다.

이 책에 꼭 맞는 편집자를 찾아 준 리처드 애버트Richard Abate에게도 고마움을 표합니다. 그리고 편집자가 되어준 루시아 왓슨Lucia Watson, 고맙습니다. 긍정적인 태도로 유연성을 발휘해 준 당신 덕분에 상황이 여의치 않았을 때에도 작업 과정이 매끄럽게 느껴졌어요.

통증심리센터 팀원들의 놀라운 재능과 노고, 그리고 나의 잦은 스포츠 비유를 너그럽게 받아준 것에 대해 진심으로 감사를 전합니다. 토르 웨거Tor Wager, 요니 아샤르Yoni Ashar, 그리고 연구팀 모든 분들께 고마움을 전합니다. 볼더에서의 기억은 언제나 우리와 함께 있을 거예요.

우정과 지혜를 나눠준 하워드 슈비너Howard Schubiner에게 고마움을 전합니다. 끊임없이 〈형사 콜롬보〉 시리즈 얘기를 해준 것도요.

심신상관성에 대해 가르쳐준 존 사노John Sarno와 데이비드 셰크터David Schechter에게 감사합니다.

데이브 클라크Dave Clarke, 당신의 아낌없는 지지와 관대함에 감사를 드립니다. 대가도 받지 않고 얼마나 많은 의학 자문을 해주셨는지요.

보이지 않는 곳의 숨은 주역이었던 롭 멍거Rob Munger, 고맙습니다.

내가 아는 최고의 신경과학자 겸 영화 제작자인 로리 폴리스키Laurie Polisky, 고맙습니다.

그리고 마지막으로 크리스티 위피Christie Uipi, 내가 크릭이라면 당신은 왓슨이고, 내가 조던이라면 당신은 피펜이고, 내가 챈들러라면 당신은 조이였어요.(프랜시스 크릭과 제임스 왓슨은 1953년 DNA의 이중 나선 구조를 함께 밝혀낸 과학자들이고, 마이클 조던과 스코티 피펜은 시카고 불스를 NBA 6회 우승으로 이끈 농구 역사상 가장 위대한 듀오이며, 챈들러와 조이는 유명 시트콤 〈프렌즈〉에서 가장 사이가 끈끈한 단짝 친구이다—옮긴이) 당신이 없었다면 이 모든 것이 지금과 같지 않았을 겁니다.

◆ 주석

1장

1   〈더 닥터스〉는 에미상 수상 경력의 신디케이션 토크쇼로 광범위한 의학 및 건강 문제를 다룬다. CBS 미디어 벤처스에서 미국 국내 및 해외 배급을 맡고 있으며, 〈오프라 윈프리 쇼〉의 스핀오프인 〈닥터 필〉의 스핀오프 프로그램이다. 케이시와 나는 2017년 1월 처음 방영된 〈더 닥터스〉 시즌 9, 74화에 출연했다.

2   이 수치는 미국 질병통제예방센터 CDC에서 발표한 것이다. CDC는 2016년 국민건강면접조사National Health Interview Survey 자료를 분석하여 미국 성인 중 5천만 명이 조금 넘는 숫자가 만성 통증을 앓고 있으며, 이는 인구의 20.4퍼센트에 해당한다는 결론을 내렸다. CDC는 '만성 통증'을 "지난 6개월간 매일 혹은 거의 매일 통증을 느낀 상태"로 정의한다. Dahlhamer, James, Jacqueline Lucas, Carla Zelaya, Richard Nahin, Sean Mackey, Lynn Debar, Robert Kerns, Michael Von Korff, Linda Porter, Charles Helmick, "Prevalence of chronic pain and high-impact chronic pain among adults—United States, 2016," *Morbidity and Mortality Weekly Report* 67, no. 36 (2018): 1001.

3   만성 통증에 관한 전 세계 추정치는 매우 다양한 양상을 보인다. 세계보건기구 WHO는 아시아, 아프리카, 유럽, 북미와 남미에 분포한 15개 지역에서 1차 의료 환자들을 대상으로 조사를 실시했다. 그 결과 평균적으로 성인 환자의 22퍼센트가 이른바 '지속적인 통증'을 겪고 있는 것으로 나타났으며, WHO는 "전년 기준 6개월 혹은 그 이상의 기간 동안 거의 늘 증상이 있었던 경우"를 통증으로 정의하였다. 또한 환자가 의학적 치료를 받았거나, 1회 이상 약을 복용했거나, "통증이 생활이나 활동에 상당한 지장을 주었다"고 보고한 경우만을 유의미한 통증으로 포함시켰다. Gureje, Oye, Michael Von Korff, Gregory E. Simon, Richard Gater, "Persistent pain and well-being: A World Health Organization study in primary care," *JAMA* 280, no. 2 (1998): 147~151. 이 책을 쓰고 있는 현재 전 세계 인구는 약 77억 명, 그중 성인은 약 55억 명으로 추산된다. 성인 인구의 22퍼센트라는 WHO 조사 결과는 전 세계적으로 약 12억 명의 사람들이 만성 통증을 앓고 있음을 시사한다.

4   피츠버그 대학교에서 진행한 최면 연구에서는 섭씨 약 48도의 뜨거운 탐침을 이용해 실험 참가자들에게 통증을 유발했다. fMRI 결과 시상, 전측 대상피질, 중전측 섬엽, 두정엽 및 전전두엽 피질에

서 뇌 활동이 관찰되었다. 해당 영역들은 통증 경험과 관련된 신경망의 일부로 여겨진다. 실험 대상자들이 뜨거운 탐침 없이 최면으로 유도된 통증을 경험했을 때에도 fMRI는 유사한 뇌 활동 패턴을 보여주었다. Derbyshire, Stuart W.G., Matthew G. Whalley, V. Andrew Stenger, David A. Oakley, "Cerebral activation during hypnotically induced and imagined pain," *Neuroimage* 23, no.1 (2004): 392~401.

5 미국 국립보건통계센터NCHS는 2017년 국민건강면접조사에서 아래와 같은 통증 유병률을 확인하였다.
· 허리 통증: 28퍼센트
· 편두통 또는 심한 두통: 15.5퍼센트
· 목 통증: 14.9퍼센트
· 얼굴 또는 턱 통증: 4.4퍼센트

National Center for Health Statistics, "Migraines and pain in neck, lower back, face, or jaw among adults aged 18 and over, by selected characteristics," National Health Interview Survey, 2017. Hyattsville, Maryland, 2018. Hoy, Damian, Lyn March, Peter Brooks, Fiona Blyth, Anthony Woolf, Christopher Bain, Gail Williams, et al., "The global burden of low back pain: Estimates from the Global Burden of Disease 2010 study," *Annals of the Rheumatic Diseases* 73, no.6 (2014): 968~974.

6 다음의 연구는 디스크 절제술을 받은 환자들이 수술을 받지 않은 환자들에 비해 더 나은 경과를 보이지 않았음을 밝혀냈다. Thomas, Kenneth C., Charles G. Fisher, Michael Boyd, Paul Bishop, Peter Wing, Marcel F. Dvorak, "Outcome evaluation of surgical and nonsurgical management of lumbar disc protrusion causing radiculopathy," *Spine* 32, no.13 (2007): 1414~1422.
네 개의 개별 연구를 검토한 아래 리뷰 논문은 척추 유합술이 비수술적 치료에 비해 더 효과적이지 않았음을 보여주었다. Mirza, Sohail K., Richard A. Deyo, "Systematic review of randomized trials comparing lumbar fusion surgery to nonoperative care for treatment of chronic back pain," *Spine* 32, no.7 (2007): 816~823.
가장 많이 이뤄지는 정형외과 수술 4종을 분석한 아래 리뷰 논문은 통증과 장애를 줄이는 데 정형외과 수술 4종 모두 가짜(플라시보) 수술에 비해 효과적이지 않았음을 드러냈다. Louw, Adriaan, Ina Diener, César Fernández-de-las-Peñas, Emilio J. Puentedura, "Sham surgery in orthopedics: A systematic review of the literature," *Pain Medicine* 18, no.4 (2017): 736~750.

7 '실패한 허리 수술 증후군'은 매우 흔하게 볼 수 있는 척추 수술 결과이다. 정확히 얼마나 흔한가는 어떤 유형의 수술인지, 그리고 환자와 의사 중 누구에게 묻는지에 따라 달라진다. 척추 유합술에 관한 한 연구에서는 환자의 46퍼센트가 수술 후 같은 수준이거나 더 악화된 수준의 통증을 경험했다고 보고했다. 또 다른 연구에서는 수술 실패율이 19퍼센트에서 36퍼센트 사이인 것으로 나타났다. 다음의 리뷰 논문은 실패한 허리 수술 증후군의 배경을 설명하고 수술별 실패율을 논한다. Chan, Chin-wern, Philip Peng, "Failed back surgery

syndrome," *Pain Medicine* 12, no.4 (2011): 577~606.

8 해당 연구 결과 허리 통증이 전혀 없는 실험 대상자의 64퍼센트에게 비정상 디스크가 적어도 하나 이상 있고, 38퍼센트의 경우 비정상 디스크가 둘 이상 있다는 것이 드러났다! Jensen, Maureen C., Michael N. Brant-Zawadzki, Nancy Obuchowski, Michael T. Modic, Dennis Malkasian, Jeffrey S. Ross, "Magnetic resonance imaging of the lumbar spine in people without back pain," *New England Journal of Medicine* 331, no.2 (1994): 69~73.

9 Kleinstück, Frank, Jiri Dvorak, Anne F. Mannion, "Are 'structural abnormalities' on magnetic resonance imaging a contraindication to the successful conservative treatment of chronic nonspecific low back pain?" *Spine* 31, no.19 (2006): 2250~2257.

10 Baliki, Marwan N., Bogdan Petre, Souraya Torbey, Kristina M. Herrmann, Lejian Huang, Thomas J. Schnitzer, Howard L. Fields, A. Vania Apkarian, "Corticostriatal functional connectivity predicts transition to chronic back pain," *Nature Neuroscience* 15, no.8 (2012): 1117~1119.

11 다음 논문은 만성 채찍질 손상 증후군에서 신체 구조적 손상을 찾아볼 수 없다는 점, 그리고 국가별로 그 발생률이 다르다는 사실을 다룬다. Ferrari, Robert, Anthony S. Russell, "Epidemiology of whiplash: An international dilemma," *Annals of the Rheumatic Diseases* 58, no.1 (1999): 1~5.

12 리투아니아 연구의 경우 실험 대상자의 거의 절반이 사고 직후 어떤 형태로든 통증을 겪었다. 10퍼센트는 목 통증, 19퍼센트는 두통, 추가로 18퍼센트는 목 통증과 두통을 함께 느꼈다. 그런데 1년 후 통증이 있다고 보고한 실험 대상자의 비율은 교통사고를 당하지 않은 리투아니아인의 통증 비율과 같은 수준으로 떨어졌다. Obelieniene, Diana, Harald Schrader, Gunnar Bovim, Irena Miseviciene, Trond Sand, "Pain after whiplash: A prospective controlled inception cohort study," *Journal of Neurology, Neurosurgery, and Psychiatry* 66, no.3 (1999): 279~283.

13 Castro, W.H.M., S.J. Meyer, M.E.R. Becke, C.G. Nentwig, M.F. Hein, B.I. Ercan, S. Thomann, U. Wessels, A.E. Du Chesne, "No stress—no whiplash?" *International Journal of Legal Medicine* 114, no.6 (2001): 316~322.

14 케이시와 나는 첫 출연 후 몇 달 뒤 후속 방송을 위해 〈더 닥터스〉에 한 번 더 나갔다.(시즌 9, 162화) 그때 케이시는 자신의 회복 과정에 대해 이야기했고, 우리는 치료 전과 후에 촬영한 케이시의 fMRI 결과를 비교했다.

15 뇌 조직과 《해리 포터》 속 주문이 비슷하게 들리는 이유는 둘 다 라틴어에 뿌리를 두고 있기 때문이다. '전측 뇌섬엽anterior insula'은 라틴어로 '섬의 앞부분'을 뜻한다.

따라서 나는 해리 포터가 이 뇌 조직의 이름을 주문처럼 외칠 때 곧장 하와이의 해변으로 가 있을 내 모습을 상상하는 걸 좋아한다.

16 Bastuji, Hélène, Maud Frot, Caroline Perchet, Koichi Hagiwara, Luis Garcia-Larrea, "Convergence of sensory and limbic noxious input into the anterior insula and the emergence of pain from nociception," *Scientific Reports* 8, no.1 (2018): 1~9. Harris, Haley N., Yuan B. Peng, "Evidence and explanation for the involvement of the nucleus accumbens in pain processing," *Neural Regeneration Research* 15, no.4 (2020): 597.

17 Apkarian, A. Vania, Javeria A. Hashmi, Marwan N. Baliki, "Pain and the brain: Specificity and plasticity of the brain in clinical chronic pain," *Pain* 152, no.3 suppl. (2011): S49.

18 Woo, Choong-Wan, Liane Schmidt, Anjali Krishnan, Marieke Jepma, Mathieu Roy, Martin A. Lindquist, Lauren Y. Atlas, Tor D. Wager, "Quantifying cerebral contributions to pain beyond nociception," *Nature Communications* 8, no.1 (2017): 1~14.

19 50명의 환자가 무작위로 치료 그룹에 선발되었지만 그중 5명이 슈비너 박사의 의료 검진을 받기도 전에 연구에서 하차했다. 따라서 최종적으로 크리스티와 나는 45명의 환자를 통증 재처리 요법으로 치료했다.

20 Ashar, Yoni K., Alan Gordon, Howard Schubiner, Christie Uipi, Karen Knight, Zachary Anderson, Judith Carlisle, Laurie Polisky, Stephan Geuter, Thomas F. Flood, Phillip A. Kragel, Sona Dimidjian, Mark A. Lumley, Tor D. Wager, "Pain Reprocessing Therapy for Chronic Back Pain: A Randomized Controlled Trial with Functional Neuroimaging," Manuscript submitted for publication (2021).

21 Wiech, Katja, Chia-shu Lin, Kay H. Brodersen, Ulrike Bingel, Markus Ploner, Irene Tracey, "Anterior insula integrates information about salience into perceptual decisions about pain," *Journal of Neuroscience* 30, no.48 (2010): 16324~16331.

2장

1 미국화재예방협회의 '화재 경보기 및 신호 규정'에 따르면 "공용 청각 신호가 명확히 들리도록 하기 위해서" 수면 공간의 경보음은 최소 75데시벨이어야 한다. 임무는 완수된 셈이었다. 이 날 경보음은 똑똑히 잘 들렸으며, 진공청소기 소음 정도인 75데시벨보다도 훨씬 더 큰 소리였다. 기숙사 화재 경보기와 마찬가지로 뇌 또한 위험 신호에 반드시 귀를 기울이게 만든다.

2 통증의 현대적 이해에 관한 설명을 자세히 담고 있는 다음 논문을 추천한다. Moseley, G. Lorimer, "Reconceptualising pain according to modern pain science,"

Physical Therapy Reviews 12, no.3 (2007): 169~178. 저자들의 말처럼 "통증은 겉으로 그렇게 보일 때조차 결코 단순명료하지 않다." 다소 전문적인 논문이지만 여기서 우리가 기억해야 할 가장 중요한 교훈은 몸을 보호하려는 시도로 뇌가 통증을 생성한다는 것이다.

3   병원에 도착했을 당시, 건설 노동자가 어찌나 극심한 고통을 호소하던지 진정제를 투여한 후에야 간신히 작업화를 벗길 수 있었다. 그의 통증은 의심할 바 없이 진짜였지만, 발 때문에 아픈 것이 아니라 뇌 때문에 아픈 것이었다. Fisher J.P., D.T. Hassan, N. O'Connor, "Minerva," *British Medical Journal* 310 (January 7, 1995): 70.

4   가짜 충격 발생기에 연결되었던 실험 대상자의 50퍼센트가 두통을 경험했다. 이후 과학자들은 실험을 조금 더 조작해 기계 앞에 큼직한 다이얼을 달았다. 다이얼을 많이 돌릴수록 실험 대상자들은 더 큰 통증을 보고했다. 충격 발생기와 마찬가지로 다이얼은 아무 작용도 하지 않았음에도 불구하고 말이다. Bayer, Timothy L., Paul E. Baer, Charles Early, "Situational and psychophysiological factors in psychologically induced pain," *Pain* 44, no.1 (1991): 45~50.

5   상대적으로 성숙한 상태로 태어나는 동물을 '조숙종precocial'이라고 한다.(나이에 비해 발달이 빠른 아이를 가리켜 쓰는 '조숙하다precocious'는 단어와 어원이 같다.) 검은꼬리누 같은 일부 동물들은 태어날 때부터 매우 성숙하여 '초조숙종superprecocial'으로 분류된다. 일부 생물학자들은 바로 이 점 때문에 검은꼬리누가 흔하게 발견된다는 이론을 제시한다. 사슴영양은 검은꼬리누와 상당히 유사한 동물이지만 조숙성이 덜하다. 새끼 사슴영양은 출생 후 1주일은 지나야 무리의 어른들을 따라잡을 수 있다. 이 현상은 세렝게티에 사슴영양보다 누의 개체 수가 100배나 더 많은 이유를 설명해 줄지도 모른다. Hopcraft, J. Grant C., R.M. Holdo, E. Mwangomo, S.A.R. Mduma, S.J. Thirgood, M. Borner, J.M. Fryxell, H. Olff, A.R.E. Sinclair, "Why are wildebeest the most abundant herbivore in the Serengeti ecosystem," In: Sinclair, R.E., et al. (eds.) *Serengeti IV: Sustaining biodiversity in a coupled human-natural system*. Chicago: University of Chicago Press, 2015, p. 125.

6   조숙종의 반대는 '만숙종altricial'이다. 발달이 덜된 상태로 태어나 부모로부터 많은 도움을 받아야 하는 동물이 이에 해당한다. 인간은 전형적인 만숙종이지만 크고 아름다운 뇌를 가진 것이 사실이다. 인간의 뇌가 동물의 왕국에서 가장 큰 것은 아니지만(코끼리와 고래의 뇌가 더 크다), 체구 대비 예상 크기보다는 5~7배나 더 크다. 그뿐 아니라 전체 뉴런의 수, 대뇌 피질(사고를 담당하는 영역)의 크기, 대뇌 피질 내 뉴런의 수 등에서 인간의 뇌는 한결같이 최상위권을 차지하고 있다. Herculano-Houzel, Suzana, "The human brain in numbers: A linearly scaled-up primate brain," *Frontiers in Human Neuroscience* 3 (2009): 31. 하지만 너무 우쭐하지는 말자. 참거두고래(헷갈리게도 돌고래의 일종이다)는 우리보다

뇌도 더 크고 뉴런도 더 많다! Mortensen, Heidi S., Bente Pakkenberg, Maria Dam, Rune Dietz, Christian Sonne, Bjarni Mikkelsen, Nina Eriksen, "Quantitative relationships in delphinid neocortex," *Frontiers in Neuroanatomy* 8 (2014): 132.

7 뉴런들이 함께 작동하다 보면 함께 작동하는 데 점점 더 능숙해진다. 이것이 현대 신경과학의 근본 원리이다. '신경 심리학의 아버지'라 불리는 도널드 헵Donald Hebb이 처음 주창하였기 때문에 '헵 이론Hebbian theory'이라고 알려져 있다. Hebb, Donald O., *The Organization of Behavior*, Hoboken, NJ: Wiley and Sons, 1949. 수십 년 뒤, 칼라 샤츠Carla Shatz가 탁월하게 요약하여 "함께 발화하는 뉴런들은 함께 연결된다"는 표현을 만들었다. Shatz, Carla J., "The developing brain," *Scientific American* 267, no.3 (1992): 60~67.

8 '신경가소성'이란 학습하고 변화할 수 있는 뇌의 능력을 가리킨다. 인간은 이것에 유독 뛰어나다. 하지만 통증에 대한 반응으로 뇌가 학습하고 변화할 경우 통증은 만성이 될 수 있다. 이것이 바로 신경가소성 통증이다. Melzack, Ronald, Terence J. Coderre, Joel Katz, Anthony L. Vaccarino, "Central neuroplasticity and pathological pain," *Annals of the New York Academy of Sciences* 933, no.1 (2001): 157~174.

9 Hashmi, Javeria A., Marwan N. Baliki, Lejian Huang, Alex T. Baria, Souraya Torbey, Kristina M. Hermann, Thomas J. Schnitzer, A. Vania Apkarian, "Shape shifting pain: Chronification of back pain shifts brain representation from nociceptive to emotional circuits," *Brain* 136, no.9 (2013): 2751~2768.

10 아래의 논문은 길고 학술적이지만 여러 신체 부위에서 나타나는 신경가소성 통증에 관한 유익한 정보를 담고 있다.(참고: 논문 저자는 '신경가소성 통증' 대신 '중추 감작central sensitization'이라는 용어를 사용하는데 이는 같은 현상이다. '중추 감작'은 중추신경계가 학습을 통해 통증에 지나치게 민감해진다는 개념을 가리킨다.) Woolf, Clifford J., "Central sensitization: Implications for the diagnosis and treatment of pain," *Pain* 152, no.3 (2011); S2~S15. 여기까지 읽고 난 후에도 당신이 신경가소성 통증을 앓고 있음을 받아들이기가 쉽지 않을 수 있다. 몸속 신체적 문제 때문에 통증이 비롯되었다는 생각을 내려놓기가 어려운 것이다. 4장을 읽으면 통증에 관한 새로운 관점을 받아들이는 데 도움이 될 것이다.(그런 이유로 4장의 제목이 '새로운 관점을 끌어안다'가 되었다.)

3장

1 "적은 두려움이다. 우리는 그것이 증오라고 생각하지만, 사실은 두려움이다."(마하트마 간디) Richardson, Holly, "The blessings of Ramadan," *Salt Lake Tribune*, May 9, 2018.

2 "용기란 두려움의 부재가 아니라 그것을 넘어선 승리라는 사실을 나는 배웠다.

용감한 사람은 두려움을 느끼지 않는 자가 아니라, 두려움을 정복한 자이다."(넬슨 만델라) "Mandela in his own words," CNN, June 26, 2008.

3 "두려움은 어둠으로 가는 길이다. 두려움이 분노를 낳고, 분노는 증오를 낳으며, 증오는 고통을 낳는다."(요다) 〈스타워즈 에피소드 1: 보이지 않는 위험〉. 조지 루카스 감독. 미국: 루카스필름, 1999.

4 Siegel, Erika H., Jeanine K. Stefanucci, "A little bit louder now: Negative affect increases perceived loudness," *Emotion* 11, no.4 (2011): 1006.

5 Krusemark, Elizabeth A., Wen Li, "Enhanced olfactory sensory perception of threat in anxiety: An event-related fMRI study," *Chemosensory Perception* 5, no.1 (2012): 37~45.

6 Kirwilliam, S.S., S.W.G. Derbyshire, "Increased bias to report heat or pain following emotional priming of pain-related fear," *Pain* 137, no.1 (2008): 60~65.

7 해당 연구의 실험 1에서 실험 참가자들이 무서운 사진을 보고 있을 때 '가짜 통증'(뜨거운 금속 탐침 없이 느낀 통증)을 보고한 경우가 15회 있었다. 중립적인 사진을 보는 도중 '가짜 통증'을 보고한 경우는 0회였다.

8 Williams, Leanne M., Justine M. Gatt, Peter R. Schofield, Gloria Olivieri, Anthony Peduto, Evian Gordon, "Negativity bias' in risk for depression and anxiety: Brain-body fear circuitry correlates, 5-HTT-LPR and early life stress," *Neuroimage* 47, no.3 (2009): 804~814.

9 피글렛과 푸는 폭풍우가 거세게 몰아치는 와중에 이 대화를 나눈다. 대화 이후의 장면은 이렇게 이어진다. "피글렛은 푸의 말에 마음이 놓였다. 잠시 후 그들은 명랑하게 아울의 문을 두드리고 초인종을 울렸다." 우리는 모두 인생의 폭풍우를 만나고, 그럴 때 두려움에 빠지기 쉽다. 나는 환자들에게 (그리고 나 자신에게) 푸의 차분한 지혜를 기억하자고 말한다. Milne, A.A. *The House at Pooh Corner*, London: Methuen, 1928.

10 Engert, Veronika, Jonathan Smallwood, Tania Singer, "Mind your thoughts: Associations between self-generated thoughts and stress-induced and baseline levels of cortisol and alpha-amylase," *Biological Psychology* 103 (2014): 283~291.

11 Wang, Jiongjiong, Marc Korczykowski, Hengyi Rao, Yong Fan, John Pluta, Ruben C. Gur, Bruce S. McEwen, John A. Detre, "Gender difference in neural response to psychological stress," *Social Cognitive and Affective Neuroscience* 2, no.3 (2007): 227~239.

12 King, Ross, *Mad Enchantment: Claude Monet and the Painting of the Water Lilies*, New York: Bloomsbury, 2016.

13 Gruen, Rand J., Raul Silva, Joshua Ehrlich, Jack W. Schweitzer, Arnold J. Friedhoff, "Vulnerability to stress: Self-criticism and stress-induced changes in biochemistry," *Journal of Personality* 65, no.1 (1997): 33~47.

14 통증과 관련된 두려움, 그리고 그것이 만성 통증과 맺는 관계에 대해서는 광범위한 연구가 이루어졌다. 통증과 관련된 두려움은 통증 공포, 통증 불안, 통증 파국화(통증에 대해 극도로 부정적인 생각을 하는 것), 운동 공포증(통증과 연관된 동작을 향한 두려움), 공포-회피 신념(일과 활동을 둘러싼 두려움) 등의 다양한 이름으로 불린다. 통증 관련 두려움은 통증의 강도를 높이고 통증을 만성화할 가능성을 더욱 크게 만든다는 매우 강력한 증거가 있다.

15 Picavet, H. Susan J., Johan W.S. Vlaeyen, Jan S.A.G. Schouten, "Pain catastrophizing and kinesiophobia: Predictors of chronic low back pain," *American Journal of Epidemiology* 156, no.11 (2002): 1028~1034.

16 두통: Saadah, H.A., "Headache fear," *Journal of the Oklahoma State Medical Association* 90, no.5 (1997): 179~184.
무릎 통증: Kendell, Katherine, Brian Saxby, Malcolm Farrow, Carolyn Naisby, "Psychological factors associated with short-term recovery from total knee replacement," *British Journal of Health Psychology* 6, no.1 (2001): 41~52.
섬유근육통: Gupta, A., A.J. Silman, D. Ray, R. Morriss, C. Dickens, G.J. MacFarlane, Y.H. Chiu, B. Nicholl, J. McBeth, "The role of psychosocial factors in predicting the onset of chronic widespread pain: Results from a prospective population-based study," *Rheumatology* 46, no.4 (2007): 666~671.
허리 통증: Swinkels-Meewisse, Ilse E.J., Jeffery Roelofs, Erik G.W. Schouten, André L.M. Verbeek, Rob A.B. Oostendorp, Johan W.S. Vlaeyen, "Fear of movement/(re)injury predicting chronic disabling low back pain: A prospective inception cohort study," *Spine* 31, no.6 (2006): 658~664.
목 통증: Nederhand, Marc J., Maarten J. Ijzerman, Hermie J. Hermens, Dennis C. Turk, Gerrit Zilvold, "Predictive value of fear avoidance in developing chronic neck pain disability: Consequences for clinical decision making," *Archives of Physical Medicine and Rehabilitation* 85, no.3 (2004): 496~501.
허리 그리고/또는 목 통증: Boersma, Katja, Steven J. Linton, "Expectancy, fear and pain in the prediction of chronic pain and disability: A prospective analysis," *European Journal of Pain* 10, no.6 (2006): 551~557.
어깨 통증: Parr, Jeffrey J., Paul A. Borsa, Roger B. Fillingim, Mark D. Tillman, Todd M. Manini, Chris M. Gregory, Steven Z. George, "Pain-related fear and catastrophizing predict pain intensity and disability independently using an induced muscle injury model," *Journal of Pain* 13, no.4 (2012): 370~378.
골반 통증: Glowacka, Maria, Natalie Rosen,

Jill Chorney, Erna Snelgrove, Ronald B. George, "Prevalence and predictors of genito-pelvic pain in pregnancy and postpartum: The prospective impact of fear avoidance," *Journal of Sexual Medicine* 11, no.12 (2014): 3021~3034.

허리 통증, 다리 통증, 목과 어깨 통증, 팔 통증, 골반 통증, 전신 통증, 두통과 얼굴 통증, 복부 통증, 가슴 통증을 포함한 다양한 유형의 만성 통증: Samwel, Han J.A., Floris W. Kraaimaat, Andrea W.M. Evers, Ben J.P. Crul, "The role of fear-avoidance and helplessness in explaining functional disability in chronic pain: A prospective study," *International Journal of Behavioral Medicine* 14, no.4 (2007): 237~241.

17 크리스와 몰리의 데이트, 그리고 통증-두려움 순환은 둘 다 점점 규모가 커지는 양(+)의 피드백 루프의 예이다. 라이브 행사 때 가끔 마이크가 소름 끼치는 '삐익' 소리를 내는 걸 들어본 적이 있는가? 그것 역시 양의 피드백 루프이다. 내가 가장 좋아하는 양의 피드백 루프의 예는 소떼가 우르르 몰리는 현상이다. 우리는 보통 소를 온종일 서서 풀만 뜯는 온순한 동물이라고 여기지만 소들을 얕보면 곤란하다. 다른 많은 초식 동물처럼 소 역시 포식자를 따돌릴 수 있도록 진화했기 때문에, 소는 최대 시속 40킬로미터로까지 달릴 수 있다. 소들은 쉽게 겁을 먹는다. 성냥에 불을 붙이는 것 같은 사소한 일조차 소들을 펄쩍 뛰게 할 수 있다고 한다. 그리고 일단 한 마리가 놀라서 달리기 시작하면 순식간에 공포가 확산되어 다른 소들까지 잇따라 달린다. 소가 달리는 까닭은 무섭기 때문이다. 공포의 수위가 높을수록 더 많은 소들이 달리기 시작한다. 달리는 소가 많아지면 공포는 더욱 증폭된다. 이것은 전형적인 양의 피드백 루프이고, 결국 소떼 전체가 미친 듯이 달리는 결말로 끝이 나곤 한다.

18 통증과 관련된 두려움을 줄이면 통증과 장애도 줄어든다. Smeets, Rob J.E.M., Johan W.S. Vlaeyen, Arnold D.M. Kester, J. André Knottnerus, "Reduction of pain catastrophizing mediates the outcome of both physical and cognitive-behavioral treatment in chronic low back pain," *Journal of Pain* 7, no.4 (2006): 261~271. De Jong, Jeroen R., Karoline Vangronsveld, Madelon L. Peters, Mariëlle E.J.B. Goossens, Patrick Onghena, Isis Bulté, Johan W.S. Vlaeyen, "Reduction of pain-related fear and disability in post-traumatic neck pain: A replicated single-case experimental study of exposure in vivo," *Journal of Pain* 9, no.12 (2008): 1123~1134. De Jong, Jeroen R., Johan W.S. Vlaeyen, Marjon van Eijsden, Christoph Loo, Patrick Onghena, "Reduction of pain-related fear and increased function and participation in work-related upper extremity pain (WRUEP): Effects of exposure in vivo," *Pain* 153, no.10 (2012): 2109~2118.

4장

1 하워드 슈비너 박사는 미국의 내과 전문의다. 그는 어센션 프로비던스 병원 내에 심신의학 프로그램Mind Body Medicine

Program을 설립하여 이끌고 있으며 미시간 주립대학교 임상 교수로 재직 중이다.

2   많은 과학자들이 이에 관한 연구를 광범위하게 진행했다. 그들은 질문지를 활용해 통증의 신체적 원인에 관한 믿음이 얼마나 강한지를 측정했는데, "'통증은 내 몸에 위험할 정도로 심각한 문제가 생겼다는 사실을 알려주는 신호다'라는 진술에 얼마나 동의하십니까?"와 같은 흥미로운 질문을 던졌다. 허리 통증, 목 통증, 무릎 통증 등 다양한 영역을 대상으로 한 연구가 모두 같은 결과를 보여준다. 즉 믿음의 수치가 높게 나온 사람일수록 만성 통증으로 가게 될 확률이 더 높다는 것이었다. Swinkels-Meewisse, Ilse E.J., Jeffrey Roelofs, Erik G.W. Schouten, André L.M. Verbeek, Rob A.B. Oostendorp, Johan W.S. Vlaeyen, "Fear of movement/(re)injury predicting chronic disabling low back pain: A prospective inception cohort study," *Spine* 31, no.6 (2006): 658~664. Nederhand, Marc J., Maarten J. Ijzerman, Hermie J. Hermens, Dennis C. Turk, Gerrit Zilvold, "Predictive value of fear avoidance in developing chronic neck pain disability; Consequences for clinical decision making," *Archives of Physical Medicine and Rehabilitation* 85, no.3 (2004): 496~501. Helminen, Eeva-Eerika, Sanna H. Sinikallio, Anna L. Valjakka, Rauni H. Väisänen-Rouvali, Jari P. A. Arokoski, "Determinants of pain and functioning in knee osteoarthritis: A one-year prospective study," *Clinical Rehabilitation* 30, no.9 (2016): 890~900.
네덜란드에서 실시된 한 연구는 통증이 신체 손상을 반영하는 것이라는 점에 관한 사람들의 믿음을 측정했다. 그리고 6개월 뒤 실험 참가자들에 대한 후속 조사를 진행했는데, 이때 연구진은 높은 믿음 점수를 기록한 참가자들 사이에서 흥미로운 경향을 발견했다.
높은 점수를 기록했던 실험 참가자들 중 일부는 연구가 시작될 때 이미 허리 통증이 있었다. 이들은 신체 구조에 대한 믿음이 낮았던 이들에 비해 후속 조사 때 여전히 허리 통증을 갖고 있을 가능성이 훨씬 높았다. 자신의 통증이 구조적 문제에서 비롯되었다고 믿은 바람에 통증이 고착되어버린 것이다. 높은 점수를 기록했던 또 다른 실험 참가자들에게는 연구 시작 시점에 허리 통증이 없었다. 그러나 이들 또한 낮은 믿음을 보였던 참가자들에 비해 후속 조사 때 허리 통증을 가지고 있을 확률이 훨씬 높았다. 통증이 항상 몸의 손상을 가리키는 신호라고 강하게 믿다 보면 없던 통증이 새롭게 생길 가능성까지 높아지는 것이다. Picavet, H. Susan J., Johan W.S. Vlaeyen, Jan S.A.G. Schouten, "Pain catastrophizing and kinesiophobia: Predictors of chronic low back pain," *American Journal of Epidemiology* 156, no.11 (2002): 1028~1034.

3   다행스러운 점은 통증이 신체 손상 때문에 생겼다는 환자의 믿음을 줄일 수만 있으면 통증 상태가 호전된다는 사실이다. Doménech, Julio, Vicente Sanchis-Alfonso, Begona Espejo, "Changes in catastrophizing and kinesiophobia are predictive of changes in disability and pain after treatment in patients with

anterior knee pain," *Knee Surgery, Sports Traumatology, Arthroscopy* 22, no.10 (2014): 2295~2300. Cai, Libai, Huanhuan Gao, Huiping Xu, Yanyan Wang, Peihua Lyu, Yanjin Liu, "Does a program based on cognitive behavioral therapy affect kinesiophobia in patients following total knee arthroplasty? A randomized, controlled trial with a 6-month follow-up," *Journal of Arthroplasty* 33, no.3 (2018): 704~710. Guck, Thomas P., Raymond V. Burke, Christopher Rainville, Dreylana Hill-Taylor, Dustin P. Wallace, "A brief primary care intervention to reduce fear of movement in chronic low back pain patients," *Translational Behavioral Medicine* 5, no.1 (2015): 113~121.

4   당시 많은 야구 동료들이 피트 리저가 그들이 본 야구 선수 중 최고라고 평가했다. 피트 리저의 첫 메이저리그 감독이었던 레오 듀로서Leo Durocher는 그가 위대한 윌리 메이스Willie Mays에 "못지않게 훌륭했다"며, "피트는 윌리보다 힘이 더 좋았고, 오른손과 왼손을 둘 다 잘 썼다. 그는 운 빼고는 모든 걸 가진 선수였다"라고 말했다. 하지만 피트 리저의 선수 생활이 갑작스럽게 끝난 것은 운이 나빠서가 아니라 부상을 자주 당하면서도 다쳤다는 사실 자체를 무시해 버리는 그의 성향 때문이었다. 선수 시절 피트 리저는 외야 담장으로 열한 번이나 돌진했고, 두개골 골절과 뇌진탕을 입고도 계속 경기를 뛰었다. 사실 피트 리저가 반복해서 콘크리트 벽과 딱딱한 펜스에 달려드는 바람에 야구장 측에서 외야 담장에 푹신한 완충재를 덧세우는 조치를 취하게 되었다. Durocher, Leo, *Nice Guys Finish Last*, New York: Pocket Books, 1976, "Reckless Reiser dead at 62," *Windsor Star*, October 27, 1981.

5   Martin, Steve, *Born Standing Up: A Comic's Life*, New York: Simon & Schuster, 2008.

6   다음의 실험은 통증이 중립적인 자극을 향한 조건 반응일 수 있음을 보여준다. Madden, Victoria J., Valeria Bellan, Leslie N. Russek, Danny Camfferman, Johan W.S. Vlaeyen, G. Lorimer Moseley, "Pain by association? Experimental modulation of human pain thresholds using classical conditioning," *Journal of Pain* 17, no.10 (2016): 1105~1115.

7   아래의 리뷰 논문은 만성 통증과 조건 반응 사이의 관계를 탐구한 7편의 연구를 살펴본다. Harvie, Daniel S., G. Lorimer Moseley, Susan L. Hillier, Ann Meulders, "Classical conditioning differences associated with chronic pain: A systematic review," *Journal of Pain* 18, no.8 (2017): 889~898.

8   미래의 의사들은 의과 대학에서 환자의 증상에 기반해 질병을 진단하는 법을 배운다. 질병이 생길 수 있는 원인을 기억하기 위해 의대생들이 널리 쓰는 연상 기억법은 VINDICATE이다.
V—vascular(혈관성)
I—infection(감염)
N—neoplasm(신생물)(종양의 어려운 말)

D—degenerative(퇴행성)
I—intoxication(중독)
C—congenital(선천성)
A—autoimmune(자가 면역)
T—trauma(외상)
E—endocrine(내분비계 호르몬)

이 연상 기억법은 의심의 여지없이 생체 의학적 모델에 근간을 두고 있다. VINDICATE의 모든 항목이 신체적 요인에 해당하기 때문이다. 이처럼 의사들은 신체 구조적 문제를 찾도록 훈련받는다. 그리고 애써 구조적 문제를 찾고자 하면 무언가를 발견하게 마련이다. 비록 그것이 실제로 문제를 일으키는 원인이 아니어도 말이다.

9 미국 내 만성 통증 환자의 90퍼센트가 통증 완화를 위해 다양한 분야의 의료 전문가에게 상담을 받은 경험이 있으며, 그중 38퍼센트는 복수의 전문가를 찾아갔다. 하지만 그들이 찾는 대다수의 의료인들은 효과를 볼 수 없는 생체 의학적 접근 방식을 쓸 것이다. 이것은 통증에는 도움이 되지 않고, 오히려 몸에 문제가 있을 것이라는 환자의 믿음을 강화하게 된다.(역설적이게도 이것이 환자의 통증을 더욱 악화시킨다.) Peter D. Hart Research Associates, *Americans talk about pain*, 2003, https://www.researchamerica.org/sites/default/files/uploads/poll2003pain.pdf.

10 좋은 소식은 의료계가 '생물심리사회적 모델biopsychosocial model'이라는 좀 더 전체론적인 접근 방식을 (느리지만) 받아들이고 있다는 사실이다. 이러한 접근 방식은 생체 의학적 모델에서 중요시하는 생물학적 요인들을 포함하면서도 심리적·사회적 요소를 함께 고려한다. Engel, George L., "The need for a new medical model: A challenge for biomedicine," *Science* 196, no.4286 (1977): 129~136.

5장

1 Szalavitz, Maia, "Q&A: Jon Kabat-Zinn talks about bringing mindfulness meditation to medicine," *Time*, January 11, 2012.

2 마음 챙김 명상은 두려움을 경험하는 데 있어 핵심적인 역할을 담당하는 뇌 속의 타원형 조직인 편도체의 활동을 줄이는 것으로 드러났다. Doll, Anselm, Britta K. Hölzel, Satja Mulej Bratec, Christine C. Boucard, Xiyao Xie, Afra M. Wohlschläger, Christian Sorg, "Mindful attention to breath regulates emotions via increased amygdala-prefrontal cortex connectivity," *Neuroimage* 134 (2016): 305~313.

3 마음 챙김 명상은 신경가소성 통증을 줄이는 데 도움이 된다. Khoo, Eve-Ling, Rebecca Small, Wei Cheng, Taylor Hatchard, Brittany Glynn, Danielle B. Rice, Becky Skidmore, Samantha Kenny, Brian Hutton, Patricia A. Poulin, "Comparative evaluation of group-based mindfulness-based stress reduction and cognitive bahavioural therapy for the treatment and management of chronic pain: A systematic review and network meta-analysis," *Evidence-Based Mental Health* 22, no.1

(2019): 26~35.

4   Sloan, Tracey, Michael J. Telch, "The effects of safety-seeking behavior and guided threat reappraisal on fear reduction during exposure: An experimental investigation," *Behaviour Research and Therapy* 40, no.3 (2002): 235~251. Shore, Tim, Kathrin Cohen Kadosh, Miriam Lommen, Myra Cooper, Jennifer Y. F. Lau, "Investigating the effectiveness of brief cognitive reappraisal training to reduce fear in adolescents," *Cognition and Emotion* 31, no.4 (2017): 806~815.

5   Uhrig, Meike K., Nadine Trautmann, Ulf Baumgärtner, Rolf-Detlef Treede, Florian Henrich, Wolfgang Hiller, Susanne Marschall, "Emotion elicitation: A comparison of pictures and films," *Frontiers in Psychology* 7 (2016): 180. Westermann, Rainer, Kordelia Spies, Günter Stahl, Friedrich W. Hesse, "Relative effectiveness and validity of mood induction procedures: A meta-analysis," *European Journal of Social Psychology* 26, no.4 (1996): 557~580.

6   Geschwind, Nicole, Michel Meulders, Madelon L. Peters, Johan W. S. Vlaeyen, Ann Meulders, "Can experimentally induced positive affect attenuate generalization of fear of movement-related pain?" *Journal of Pain* 16, no.3 (2015): 258~269. Goli, Zahra, Ali Asghari, Alireza Moradi, "Effects of mood induction on the pain responses in patients with migraine and the role of pain catastrophizing," *Clinical Psychology and Psychotherapy* 23, no.1 (2016): 66~76.

7   '매의 눈 감시'에 대해 이야기한 것은 매가 얼마나 잘 보느냐가 아니라 그 시선의 강도를 가리킨 것이다. 매에게는 깃털이 덮인 큼직한 눈썹 능선(안와 위의 뼈―우리에게도 있다)이 있어서 뚫어질 듯 빤히 응시할 수 있다. 엄청나게 큰 눈썹 능선이 햇살을 가려주고 먼지와 바람으로부터 눈을 보호해 주는 것이다. 또한 그 눈썹 덕분에 대단히 강인한 인상을 풍기는데, 이 또한 공식적인 기능인지 그저 부수적인 효과에 지나지 않는지는 확실치 않다.

결론: 매는 선천적으로 그렇게 태어났기 때문에 항상 강렬하게 노려볼 수밖에 없다. 하지만 당신은 다르다. 신체 감각 추적을 실습할 때는 가능한 한 바라보는 강도를 낮춰보자.

Jones, Michael P., Kenneth E. Pierce Jr., Daniel Ward, "Avian vision: A review of form and function with special consideration to birds of prey," *Journal of Exotic Pet Medicine* 16, no.2 (2007): 69~87. Potier, Simon, Mindaugas Mitkus, Almut Kelber, "High resolution of colour vision, but low contrast sensitivity in a diurnal raptor," *Proceedings of the Royal Society B: Biological Sciences* 285, no.1885 (2018): 1036. Kirschbaum, Kari, "Family Accipitridae," *AnimalDiversity Web*, University of Michigan Museum of Zoology.

8   나의 아버지인 스탠 고든 타시스Stan Gordon Tarshis(나로서는 다행스럽게도 아

버지는 내가 태어나기 전에 타시스라는 성을 버렸다)는 1959년과 1960년 전미대학 선수권 대회 철봉 종목에서 우승했다. 1958년에도 우승했다면 해당 종목 최초의 3회 연속 우승자가 되었을 것이다. 그해 아버지는 안타깝게도 은메달에 그쳤는데, 아버지를 꺾고 우승한 상대는—짐작했겠지만—아비 그로스펠드였다. "Southern California Jewish Sports Hall of Fame," 2016. Retrieved from http://scjewishsportsof.com/tarshis.html.

6장

1   "과정을 믿자"가 필라델피아 세븐티식서스의 비공식 응원 구호가 된 내력을 자세히 알고 싶다면 다음의 기사를 참고할 수 있다. Rappaport, Max, "The definitive history of 'trust the process,'" Bleacher Report, August 23, 2017. Retrieved from https://bleacherreport.com/articles/2729018-the-definitive-history-of-trust-the-process.

2   놀랄 것도 없이 미국프로농구협회 NBA 측에서는 몇 년이나 고의로 시합에서 지겠다는 팀의 계획을 좋아하지 않았다. 힌키가 시도한 팀 재건 과정에 대한 대응 차원으로 NBA는 매년 열리는 신인 드래프트의 규정을 바꿔 최하위 팀에게 돌아가는 이익이 줄도록 했다. Thottakara, Arun, "Tearing up the process: The NBA's new draft lottery reform seeks to counter tanking," *Villanova Sports Law Sociery Blog*, 2018. Retrieved from https://www1.villanova.edu/villanova/law/academics/sportslaw/commentary/sls_blog/2018/tearing-up-the-process-the-nbas-new-draft-lottery-reform-seeks-.html.

3   "Exposure therapy for phobias and obsessive-compulsive disorders," Hospital Practice 14, no.2 (1979): 101~108. Myers, Karyn M., Michael Davis, "Mechanisms of fear extinction," *Molecular Psychiatry* 12, no.2 (2007): 120~150.

4   Foa, Edna B., Michael J. Kozak, "Emotional processing of fear: Exposure to corrective information," *Psychological Bulletin* 99, no.1 (1986): 20.

5   텍사스에서 실시된 최근 한 연구는 의도치 않은 후퇴가 어떤 식으로 작동하는지를 보여주었다. 연구진은 공공 장소에 있을 때 갇혔다는 느낌을 받으면서 촉발되곤 하는 불안 장애인 광장 공포증을 지닌 사람들을 모집했다. 연구자들은 노출을 통해 실험 참가자가 두려움을 극복할 수 있도록 돕고자 했으며, 따라서 참가자들로 하여금 대중 교통, 영화관, 쇼핑몰처럼 두려움을 유발하는 공간에서 시간을 보내게 했다. 목표는 참가자들에게 교정 경험이 일어나 두려움을 줄이는 것이었다. 그러나 일부 참가자들이 노출 도중 더 큰 두려움을 경험하고 말았다. 교정 경험을 하는 대신 후퇴를 겪은 것이다. 해당 참가자들은 연구 종료 시점에 두려움을 가장 많이 느꼈다. Meuret, Alicia E., Anke Seidel, Benjamin Rosenfield, Stefan G. Hofmann, David Rosenfield, "Does fear reactivity during exposure predict panic symptom reduction?" *Journal of Consulting*

and Clinical Psychology 80, no.5 (2012): 773.

6   6장 초반에 언급했듯이, 두려움은 노출을 통해서만 극복될 수 있다. 그런 이유로 회피 행동은 때로 부당한 비판을 받기도 한다. 하지만 최근 들어 심리학자들은 두려움 극복을 위한 도구로서 회피 행동이 갖는 가치를 깨닫기 시작했다. Hofmann, Stefan G., Aleena C. Hay, "Rethinking avoidance: Toward a balanced approach to avoidance in treating anxiety disorders," *Journal of Anxiety Disorders* 55 (2018): 14~21. LeDoux, Joseph E., Justin Moscarello, Robert Sears, Vincent Campese, "The birth, death and resurrection of avoidance: A reconceptualization of a troubled paradigm," *Molecular Psychiatry* 22, no.1 (2017): 24~36.
회피 행동은 치료의 과정 중 핵심적인 부분에 해당한다. 이를 통해 후퇴를 최소화할 수 있기 때문이다.

7   Volders, Stéphanie, Yannick Boddez, Steven De Peuter, Ann Meulders, Johan W. S. Vlaeyen, "Avoidance behavior in chronic pain research: A cold case revisited," *Behaviour Research and Therapy* 64 (2015): 31~37.

8   회피 행동은 신체적인 경우가 많기 때문에, 실제로 그렇지 않을 때조차 통증이 몸의 문제 때문에 생긴다는 믿음을 강화할 수 있다. 예를 들어 앉아 있을 때 통증을 느끼는 경우라면 일어서는 동작이 효과적인 회피 행동이 될 수 있다. 이는 다음과 같은 생각을 불러올지도 모른다. '아, 일어섰더니 척추에 부담이 덜어졌구나.' 그러나 당신의 통증이 신경가소성 통증이라면 척추는 아무 상관이 없다. 4장에서 다루었던 바와 같이 앉았을 때 통증을 느끼는 것은 그것이 조건 반응이기 때문이다. 일어섰을 때 통증이 나아지는 것은 조건 반응을 회피하고 있기 때문이다. 그리고 일어섰다고 해서 척추의 부담이 줄어든 것이 아니다. 단지 뇌로 하여금 이제 안전한 상태라고 느끼도록 만들었을 뿐이다.

9   통증에 관해 극도로 부정적인 생각을 할 경우(이를 '통증 파국화pain catastrophizing'라고 한다) 더 심한 통증을 경험하게 된다. George, Steven Z., Adam T. Hirsh, "Psychologic influence on experimental pain sensitivity and clinical pain intensity for patients with shoulder pain," *Journal of Pain* 10, no.3 (2009): 293~299.

10   다음의 연구는 부정적인 생각이 환자들을 통증에 더 민감하게 만들지만 안전의 메시지는 그들의 통증에 덜 민감해지게 만든다는 점을 밝혀냈다. Roditi, Daniela, Michael E. Robinson, Nola Litwins, "Effects of coping statements on experimental pain in chronic pain patients," *Journal of Pain Research* 2 (2009): 109.

11   스키너는 탁구공이 상대편으로 넘어갈 때마다 비둘기에게 먹이를 주어 보상했다. 이러한 긍정적 강화를 통해 비둘기들은 제법 능숙하게 공을 치고받게 되었다. 머릿속으로 그려보기에 재미있는 장면임이 틀림없지만, 이때 비둘기들은 탁구채를 사용하지

않았다는 사실을 감안해야 한다. 비둘기들은 부리로 공을 주고받았다. 다음의 영상에서 그 모습을 확인할 수 있다. https://www.youtube.com/watch?v=vGazyH6fQQ4.

12 이 실험 장치의 공식 명칭은 '조작적 조건화 상자operant conditioning chamber'이지만 널리 알린 이의 이름을 본떠 '스키너 상자'라고 부르는 경우가 더 많다.

13 이것은 의도치 않은 발견이었지만 스키너는 즉시 그 중요성을 깨달았다. "나의 첫 소거 곡선extinction curve은 우연히 나타났다. 포만satiation에 관한 한 실험 도중 쥐가 레버를 눌렀으나 먹이 급여 장치가 막혀버렸다. 당시 나는 자리에 없었는데 돌아와 더니 아름다운 곡선 하나가 그려져 있었다. 먹이가 나오지 않는데도 쥐가 계속해서 레버를 눌렀던 것이다.…… 나는 극도로 흥분했다. 금요일 오후였는데 실험실에 이야기할 사람이 아무도 없었다. 혹시나 내가 사고로 죽어 아무도 모르는 채 이 발견이 묻히는 일을 막아야 했으므로, 나는 주말 내내 각별히 조심해서 길을 건넜고 불필요한 위험은 일절 피했다." Skinner, Burrhus Frederic, *The Shaping of a Behaviorist: Part Two of an Autobiography*, New York: Alfred A. Knopf, 1979, p.95.

14 80년이나 지난 연구를 인용하는 일은 그리 자주 일어나지 않는다. Skinner, B.F., "On the rate of extinction of a conditioned reflex," *Journal of General Psychology* 8, no.1 (1933): 114~129.

15 앞서 언급했듯이 스키너와 당대 연구자들은 동물이 소거에 반응하는 방식을 기술했고, 그 행동을 그래프로 기록했다. 예를 들어 더 이상 먹이 보상을 얻지 못할 때 쥐가 얼마나 자주 레버를 누르는지를 측정한 것이다. 이러한 소거 곡선은 쥐가 학습된 행동을 점차 잊어갈 때 행동 빈도가 서서히 감소함을 보여준다. 그러나 행동 빈도가 줄어들기 전에 일시적으로 급증하는 경우도 있었다. 프레드 켈러Fred Keller와 윌리엄 쇤펠트William Schoenfeld가 1950년에 출간한 기념비적인 교재《*Principles of Psychology*》에서 이 같은 행동의 증가를 처음으로 '폭발'이라고 지칭했다. 그들은 "소거 곡선은 반응의 폭발을 보인다"고 썼으며, "동물은 더 이상 보상을 내놓지 않는 막대기를 맹렬하게 공격하는 경향이 있다"고 좀 더 생생하게 묘사하기도 했다. 당신도 소거 폭발을 겪을 수 있다. 그러나 치료의 과정을 계속 이어가야 한다. 쥐들이 레버를 누르는 행동을 끝내 그만둔 것과 마찬가지로 당신의 통증 또한 더 이상 강화가 이루어지지 않으면 결국 사라질 것이다. Keller, F.S., W.N. Schoenfeld, *Principles of psychology: A systematic text in the science of behavior. Century Psychology Series*, East Norwalk, CT: Appleton-Century-Crofts, 1950.

7장

1 스트레스에 관한 전 세계 및 미국 통계는 갤럽에서 발표한 〈2019 세계 감정 보고서〉에 수록된 것이다. 143개국에서 진행한 이 조사는 긍정적 감정과 부정적 감정에 관한 15만 1천 건의 면접을 바탕으로 한다. "어제 하루 중 많은 시간 스트레스를 받았

습니까?"라는 질문에 55퍼센트의 미국인들이 '그렇다'고 대답했다. 알바니아, 이란, 스리랑카의 응답률이 미국과 같았으며, 이는 10년째 이어진 극심한 경제 위기로 세계에서 가장 스트레스를 많이 받고 있는 나라인 그리스보다 단 4퍼센트 뒤진 수치이다. Ray, Julie, "Americans' stress, worry and anger intensified in 2018," April 25, 2019. Gallup Organization. Retrieved from https://news.gallup.com/poll/249098/americans-stress-worry-anger-intensified-2018.aspx. Kitsantonis, Niki, "Greece, 10 years into economic crisis, counts the cost to mental health," *New York Times*, February 3, 2019. Retrieved from https://www.nytimes.com/2019/02/03/world/europe/greece-economy-mental-health.html.

2 Jansen, Arthur S.P., Xay Van Nguyen, Vladimir Karpitskiy, Thomas C. Mettenleiter, Arthur D. Loewy, "Central command neurons of the sympathetic nervous system: Basis of the fight-or-flight response," *Science* 270, no.5236 (1995): 644~646.

3 Sapolsky, Robert M., *Why Zebras Don't Get Ulcers: The Accalaimed Guide to Stress, Stress-Related Diseases, and Coping*, New York: Henry Holt, 2004.

4 실제로 얼마나 많은 종류의 오레오가 있는지 정확하게 세는 것은 쉽지 않다. 시즌별(펌킨 스파이스 오레오), 한정판별(달 착륙 50주년 기념 마시멜로 문 오레오), 국가별(일본의 말차 그린티 오레오)로 수많은 맛이 있기 때문이다. 다만 쿠키 사이에 들어가는 크림의 양이 다른 버전들(더블 스터프 오레오, 메가 스터프 오레오, 턱이 부서질 것 같은 모스트 스터프 오레오)을 세지 않고도 최소 72종의 맛이 있다는 것만은 확실하다. 몇 해 전 발표된 아래의 기사는 55가지 오레오 맛을 소개했다. Ceron, Ella, "Here's every Oreo flavor ever created," *Teen Vogue*, June 19, 2017. Retrieved from https://www.teenvogue.com/story/every-oreo-flavor-ranked.

5 De Oca, Beatrice M., Alison A. Black, "Bullets versus burgers: Is it threat or relevance that captures attention?" *American Journal of Psychology* 126, no.3 (2013): 287~300.

6 Skinner, Burrhus F., "Reinforcement today," *American Psychologist* 13, no.3 (1958): 94.

7 슬롯머신에서 사용되는 유형의 강화를 '변동 비율variable ratio' 강화라고 한다. 이는 돈을 딸 확률은 고정되어 있지만 돈을 따기 위해 손잡이를 당겨야 하는 횟수는 계속 변한다는 뜻이다. 예를 들어 어떤 슬롯머신은 평균적으로 100회 회전마다 당첨금을 지급할 수 있다. 하지만 이 수치는 평균에 지나지 않는다. 잭팟이 터지기까지 실제로 필요한 회전수는 매번 달라질 것이다. Hurlburt, Russell T., Terry J. Knapp, Steven H. Knowles, "Simulated slot-machine play with concurrent variable ratio and random ratio schedules of reinforcement," *Psychological Reports* 47, no.2 (1980):

635~639.

8 Winstanley, Catharine A., Paul J. Cocker, Robert D. Rogers, "Dopamine modulates reward expectancy during performance of a slot machine task in rats: Evidence for a 'near-miss' effect," *Neuropsychopharmacology* 36, no.5 (2011): 913~925. Joutsa, Juho, Jarkko Johansson, Solja Niemelä, Antti Ollikainen, Mika M. Hirvonen, Petteri Piepponen, Eveliina Arponen, et al., "Mesolimbic dopmine release is linked to symptom severity in pathological gambling," *Neuroimage* 60, no.4 (2012): 1992~1999.

9 Ritz, Mary C., Richard J. Lamb, M.J. Kuhar, "Cocaine receptors on dopamine transporters are related to self-administration of cocaine," *Science* 237, no.4819 (1987): 1219~1223.

10 Meyer, Gerhard, Berthold P. Hauffa, Manfred Schedlowski, Cornelius Pawlak, Michael A. Stadler, Michael S. Exton, "Casino gambling increases heart rate and salivary cortisol in regular gamblers," *Biological Psychiatry* 48, no.9 (2000): 948~953. Meyer, Gerhard, Jan Schwertfeger, Michael S. Exton, Onno E. Janssen, Wolfram Knapp, Michael A. Stadler, Manfred Schedlowski, Tillmann H. C. Krüger, "Neuroendocrine response to casino gambling in problem gamblers," *Psychoneuroendocrinology* 29, no.10 (2004): 1272~1280.

11 Stone, Madeline, "Smartphone addiction now has a clinical name," *Business Insider*, July 31, 2014. Retrieved from http://www.businessinsider.com/what-is-nomophobia-2014-7?IR=T.

12 Price, Catherine, "Putting down your phone may help you live longer," *New York Times*, April 24, 2019. Retrieved from https://www.nytimes.com/2019/04/24/well/mind/putting-down-your-phone-may-help-you-live-longer.html.

13 Drouin, Michelle, Daren H. Kaiser, Daniel A. Miller, "Phantom vibrations among undergraduates: Prevalence and associated psychological characteristics," *Computers in Human Behavior* 28, no.4 (2012): 1490~1496. 이 현상이 워낙 흔하게 일어나다 보니 '팬텀 진동 증후군'에 관한 위키피디아 페이지도 있으며 링자이어티ringxiety, 폰텀phonetom 같은 멋진 별명까지 붙었다. https://en.wikipedia.org/wiki/Phantom_vibration_syndrome 참고.

14 "Tecmark survey finds average user picks up their smartphone 221 times a day," Tecmark, 2014. Retrieved from https://www.tecmark.co.uk/blog/smartphone-usage-data-uk-2014.

15 불확실성은 스트레스를 유발할 수 있다. 때로는 걱정하는 일 자체보다 불확실성이 더 괴로운 경우도 있다. 런던의 몇몇 과학자들은 대단히 영리한 실험으로 이를 입증해 냈다. 연구 참가자들은 돌멩이를 뒤

집는 비디오 게임을 했다. 어떤 경우에는 돌멩이 밑에 뱀이 숨어 있었고, 그렇지 않은 경우도 있었다. 효과를 키우기 위해 돌멩이 밑에 뱀이 있을 경우 참가자들에게 가벼운 전기 자극을 가했다. 정말 재미있는 게임이 아닐 수 없다!

참가자들이 게임을 하는 내내 연구진은 스트레스 수준을 측정했는데, 흥미로운 사실이 드러났다. 참가자들은 돌 밑에 뱀이 있다는 것을 확실히 알 때도 있었고, 뱀이 숨어 있을지 모른다고 그저 짐작만 한 경우도 있었다. 전기 자극을 받으리라는 것을 확실히 알았을 때 참가자들의 스트레스 수준은 올라갔다. 당연한 일이다. 누구든 조만간 충격을 받으리라는 사실을 알면 스트레스를 느낄 수밖에 없다. 하지만 뱀이 있을지 없을지 모르는 경우, 스트레스 수준은 훨씬 더 크게 올라갔다! 안 좋은 일이 반드시 생기는 경우보다 안 좋은 일이 생길지도 모르는 경우가 더 스트레스였던 것이다.

그러나 5장에서 설명했던 것처럼 안전 재평가는 두려움을 줄이는 데 효과를 보이는 기법이다. 뱀 비디오 게임을 한 사람들이 "전기 자극을 약간 받을 수도 있고 안 받을 수도 있어. 어느 쪽이든 괜찮을 거야"라고 스스로에게 말했다면 스트레스 수준을 낮출 수 있었을 것이라고 나는 예측한다. De Berker, Archy O., Robb B. Rutledge, Christoph Mathys, Louise Marshall, Gemma F. Cross, Raymond J. Dolan, Sven Bestmann, "Computations of uncertainty mediate acute stress responses in humans," *Nature Communications* 7, article no.10996 (2016).

16 6장에서 다루었듯 두려움 극복으로 가는 핵심은 '노출'이다. 그러나 안전하지 못하다는 느낌 속에서 노출이 일어나면 후퇴가 발생한다. 갇혔다는 느낌은 당연히 불안한 느낌을 자아내 뇌를 높은 경계 태세로 내몬다. 이 분야에서 흥미로운 연구를 거듭해 온 신경과학자 조지프 르두 Joseph LeDoux는 갇혔다는 느낌과 통제력의 상실이 두려움을 증가시킨다는 것을 보여주었다. 그러나 최근 르두는 "개인이 자신의 행위를 통해 상황을 통제하게 되면 불안이 감소한다"고 쓰기도 했다. Boeke, Emily A., Justin M. Moscarello, Joseph E. LeDoux, Elizabeth A. Phelps, Catherine A. Hartley, "Active avoidance: Neural mechanisms and attenuation of Pavlovian conditioned responding," *Journal of Neuroscience* 37, no.18 (2017): 4808~4818. LeDoux, Joseph, "For the anxious, avoidance can have an upside," *New York Times*, April 7, 2013. Retrieved from https://opinionator.blogs.nytimes.com/2013/04/07/for-the-anxious-avoidance-can-have-an-upside. 갇혔다는 느낌에서 벗어나 스스로의 상황을 통제할 수 있도록 본인이 할 수 있는 일을 하라. 그것이 당신의 두려움과 통증을 줄여줄 것이다.

8장

1 대다수의 우화가 그렇듯 '두 늑대 이야기' 또한 수많은 버전이 있어 정확한 기원을 찾기 어렵다. 체로키 족의 전설로 소개되는 경우가 많지만 아메리카 원주민과의 연관성을 보여주는 증거는 어디에도 없다. 기독교 복음주의자 빌리 그레이엄 Billy Graham의 책에서 처음 예화로 활용되었다고 믿는

사람들도 있다. 그의 버전에는 늑대나 지혜로운 할아버지가 등장하지 않는다. 그 대신 '에스키모 어부'가 키우는 두 마리 투견(한 마리는 검은색, 한 마리는 하얀색)이 등장하는데 전하는 교훈은 같다. "내가 먹이를 주는 개가 항상 이긴다. 그쪽이 더 힘이 세기 때문이다." Graham, Billy, *The Holy Spirit: Activating God's Power in Your Life*, Nashville: W Publishing Group, 1978, p. 92.

2 아래의 리뷰 논문은 '긍정적 정서'와 통증 사이의 관계를 분석한다. 긍정적인 감정은 실험적으로 유도된 통증(전기 자극, 뜨거운 금속 탐침)과 만성 통증 모두를 줄여준다. Finan, Patrick H., Eric L. Garland, "The role of positive affect in pain and its treatment," *Clinical Journal of Pain* 31, no.2 (2015): 177.

3 두려움을 포착하는 것은 부정적 사고를 줄이고 이를 긍정적 사고로 대체하도록 설계된 기법인 인지 재구조화cognitive restructuring 의 한 갈래이다. 인지 재구조화가 통증 관련 두려움을 포함한 다양한 유형의 두려움을 줄이는 데 효과적이라는 것을 보여주는 연구 근거가 많다. Mattick, Richard P., Lorna Peters, J. Christopher Clarke, "Exposure and cognitive restructuring for social phobia: A controlled study," *Behavior Therapy* 20, no.1 (1989): 3~23. De Jongh, A.D., Peter Muris, Guusje Ter Horst, Florence Van Zuuren, Nelleke Schoenmakers, Peter Makkes, "One-session cognitive treatment of dental phobia: Preparing dental phobics for treament by restructuring negative cognitions," *Behavior Research and Therapy* 33, no.8 (1995): 947~954. Watt, Margo C., Sherry H. Steward, Marie-Josée Lefaivre, Lindsay S. Uman, "A brief cognitive-behavioral approach to reducing anxiety sensitivity decreases pain-related anxiety," *Cognitive Behaviour Therapy* 35, no.4 (2006): 248~256.

두려움 포착하기의 효과를 연구하기 위해 몇몇 과학자들이 시험 불안을 겪는 사람들을 모집했다. 시험을 좋아하는 사람이야 없겠지만 시험 불안을 지닌 이들에게 복수의 정답 고르기는 악몽 그 자체이다. 연구의 일환으로 참가자들은 몇 차례 시험을 치러야 했는데 우선 떠오르는 두려움을 포착하는 연습부터 했다. 그랬더니 효과가 나타났다! 두려움을 포착함으로써 그들은 시험을 덜 무서워하게 되었다. 더욱 고무적이었던 것은 연구를 마칠 무렵 참가자들이 시험뿐만 아니라 여러 사람 앞에서 말하기, 파티 참석하기, 취업 면접 보기와 같은 다른 상황에 대한 두려움도 덜 느끼게 되었다는 점이다. 시험을 둘러싼 부정적 사고를 포착하자 두려움 수준이 전반적으로 낮아진 것이다. Goldfried, Marvin R., Marsha M. Linehan, Jean L. Smith, "Reduction of test anxiety through cognitive restructuring," *Journal of Consulting and Clinical Psychology* 46, no.1 (1978): 32.

4 Ehde, Dawn M., Mark P. Jensen, "Feasibility of a cognitive restructuring intervention for treatment of chronic pain in persons with disabilities," *Rehabilitation Psychology* 49, no.3 (2004): 254. Kohl, Annika, Winfried Rief, Julia Anna Glombiewski, "Do fibromyalgia patients

benefit from cognitive restructuring and acceptance? An experimental study," *Journal of Behavior Therapy and Experimental Psychiatry* 45, no.4 (2014): 467~474.

5   생각과 믿음의 관계는 '닭이 먼저냐, 달걀이 먼저냐'의 경우와도 같다. 믿음은 분명 우리가 생각하는 바에 영향을 미치지만 반대로 우리가 생각하는 바가 믿음을 형성하기도 한다. 한 연구에서는 어린 운동 선수들에게 다양한 테니스 기술을 훈련시켰다. 그중 절반에게는 스스로에게 긍정적인 메시지를 보내는 법도 가르쳤다. 긍정 메시지 그룹이 스스로의 기술 수행 능력에 대해 품은 믿음은 자기와의 대화를 통해 증가했다. 이들의 테니스 실력 또한 향상되었다. 긍정 메시지를 활용하지 않은 대조 그룹은 스스로에 대한 믿음이나 테니스 실력 면에서 변화가 없었다. Hatzigeorgiadis, Antonis, Nikos Zourbanos, Christos Goltsios, Yannis Theodorakis, "Investigating the functions of self-talk: The effects of motivational self-talk on self-efficacy and performance in young tennis players," *Sport Psychologist* 22, no.4 (2008): 458~471.

6   볼더 요통 연구 당시 fMRI 장치 안에 들어가 있는 참가자들에게 불쾌한 소리를 들려줌으로써 이 현상을 시험한 바 있다. 나도 들어봤는데 제법 심했다. 칼로 유리병을 긁는 소리로, 손톱으로 칠판을 긁을 때처럼 소름끼치는 면이 있었다. 모두가 그 소리를 싫어했지만 만성 통증 환자들이 통증이 없는 대조군에 비해 강한 반응을 보였다. 통증 환자들이 더 활발한 뇌 활동을 보였고, 해당 소리를 더 불쾌한 것으로 평가했다. Yoni Ashar, email message to author, February 5, 2020.

7   만성 통증 환자의 과각성에 대해서는 근거가 잘 입증되어 있다. 높은 수준의 과각성은 통증 환자들에게 흔하며, 통증을 악화시키는 작용을 한다. Rollman, Gary B., "Perspectives on hypervigilance," *Pain* 141 (2009): 183~184. McDermid, Ann J., Gary B. Rollman, Glenn A. McCain, "Generalized hypervigilance in fibromyalgia: Evidence of perceptual amplification," *Pain* 66, no.2~3 (1996): 133~144. Herbert, Matthew S., Burel R. Goodin, Samuel T. Pero IV, Jessica K. Schmidt, Adriana Sotolongo, Hailey W. Bulls, Toni L. Glover, et al., "Pain hypervigilance is associated with greater clinical pain severity and enhanced experimental pain sensitivity among adults with symptomatic knee osteoarthritis," *Annals of Behavioral Medicine* 48, no.1 (2014): 50~60.

8   심리학자들은 긍정적인 감각에 의식적으로 몰입하는 연습을 '향유 savoring'라고 부른다. 최근 한 연구는 일상 생활 속에서 향유를 실천하도록 학생들을 훈련시킨 결과, 두려움 같은 부정적 감정이 유의미하게 감소하여 뇌가 더 안전하다고 느끼게 되었다고 보고했다. Hurley, Daniel B., Paul Kwon, "Results of a study to increase savoring the moment: Differential impact on positive and negative outcomes," *Journal of Happiness Studies* 13, no.4 (2012): 579~588.

또 다른 연구에서는 향유를 핵심 요소로 삼

은 8주 과정의 프로그램에 만성 통증 환자들을 참여시켰다. 과정을 수료한 통증 환자들은 통증 관련 과각성이 줄어든 것으로 나타났다. Garland, Eric L., Matthew O. Howard, "Mindfulness-oriented recovery enhancement reduces pain attentional bias in chronic pain patients," *Psychotherapy and Psychosomatics* 82, no.5 (2013): 311~318.

9장

1 제이 레노는 스탠드업 코미디를 시작했던 초창기의 자기 자신을 깎아내리는 것으로 유명하다. Leno, Jay, *Leading with My Chin*, New York: HarperCollins, 1996.

2 Joyce, Sadhbh, Fiona Shand, Joseph Tighe, Steven J. Laurent, Richard A. Bryant, Samuel B. Harvey, "Road to resilience: A systematic review and meta-analysis of resilience training programmes and interventions," *BMJ Open* 8, no.6 (2018): e017858. Reyes, Andrew Thomas, Christopher A. Kearney, Hyunhwa Lee, Katrina Isla, Jonica Estrada, "Interventions for posttraumatic stress with resilience as outcome: An integrative review," *Issues in Mental Health Nursing* 39, no.2 (2018): 166~178. Parks, Acacia C., Allison L. Williams, Michele M. Tugade, Kara E. Hokes, Ryan D. Honomichl, Ran D. Zilca, "Testing a scalable web and smartphone based intervention to improve depression, anxiety, and resilience: A randomized controlled trial," *International Journal of Wellbeing* 8, no.2 (2018).

맺음말

1 Mirza, Sohail K., Richard A. Deyo, "Systematic review of randomized trials comparing lumber fusion surgery to nonoperative care for treatment of chronic back pain," *Spine* 32, no.7 (2007): 816~823.

2 아래의 연구에 따르면 척추 유합술의 전체 합병증 발생 비율은 11.5퍼센트이다. Faciszewski, Tom, Robert B. Winter, John E. Lonstein, Francis Denis, Linda Johnson, "The surgical and medical perioperative complications of anterior spinal fusion surgery in the thoracic and lumbar spine in adults. A review of 1223 procedures," *Spine* 20, no.14 (1995): 1592~1599.
다음의 연구(역시 척추 유합술이 허리 통증에 별 도움이 되지 않는다는 것을 보여준다)는 척추 유합술을 받은 환자의 23퍼센트가 4년 이내에 또 다른 척추 수술을 받아야 했음을 밝혔다. Brox, Jens Ivar, Øystein P. Nygaard, Inger Holm, Anne Keller, Tor Ingebrigtsen, Olav Reikerås, "Four-year follow-up of surgical versus non-surgical therapy for chronic low back pain," *Annals of the Rheumatic Diseases* 69, no.9 (2010): 1643~1648.

3 Kolata, Gina, "Why 'useless' surgery is still popular," *New York Times*, August 4, 2016, A3.

4   미국통증학회의 공식 학술지인 《Journal of Pain》의 보고에 따르면 만성 통증으로 인한 비용은 연간 6,350억 달러로 추산되며 이는 암, 심장병, 당뇨병의 연간 비용을 능가하는 수치이다. Gaskin, Darrell J., Patrick Richard, "The economic costs of pain in the United States," *Journal of Pain* 13, no.8 (2012): 715~724.

5   미국 의학연구소Institute of Medicine는 중증도의 만성 통증을 겪는 사람의 경우 통증이 없는 사람 대비 의료비 지출이 4,516달러 더 많다고 밝혔다. 심한 만성 통증의 경우 그 비용은 연간 7,726달러로 치솟는다! Pizzo, P., N. Clark, O. Carter-Pokras, Myra Christopher, John T. Farrar, Kenneth A. Follett, Margaret M. Heitkemper, et al., *Relieving pain in America: A blueprint for transforming prevention, care, education, and research*, Washington, DC: Institute of Medicine, 2011.

6   미국 질병통제예방센터CDC의 보고에 따르면 2017년 17퍼센트 이상의 미국인들이 최소 1회 이상 오피오이드 처방을 받은 것으로 나타났다. 하지만 환자 한 사람당 평균 3.4회 처방을 받으므로, 전체 오피오이드 처방 건수는 훨씬 늘어난다. 2017년 미국 내 전체 오피오이드 처방 건수는 1억 9,114만 6,822건에 달했다. 실로 놀라운 수치가 아닐 수 없다. *2018 annual surveillance report of drug-related risks and outcomes—United States*, Surveillance Special Report 2. Centers for Disease Control and Prevention, U.S. Department of Health and Human Services. August 31, 2018.

7   2017년 한 해 동안 4만 7,600명의 미국인들이 오피오이드 과다 복용으로 사망했다. 같은 해 미국 내 총기로 인한 사망자(자살 포함)는 3만 9,773명, 교통 사고로 인한 사망자는 4만 100명이었다. National Institute on Drug Abuse, "Overdose Death Rates," January 29, 2019, https://www.drugabuse.gov/related-topics/trends-statistics/overdose-death-rates. Mervosh, Sarah, "Nearly 40,000 deaths from firearms in 2017," *New York Times*, December 19, 2018, A19. Bomey, Nathan, "U.S. vehicle deaths topped 40,000 in 2017, National Safety Council estimates," *USA Today*, February 15, 2018.

8   Saiidi, Uptin, "US life expectancy has been declining. Here's why," CNBC, July 9, 2019. Retrieved from https://www.cnbc.com/2019/07/09/us-life-expectancy-has-been-declining-heres-why.html.

9   Bohnert, Amy S.B., Gery P. Guy, Jan L. Losby, "Opioid prescribing in the United States before and after the Centers for Disease Control and Prevention's 2016 opioid guideline," *Annals of Internal Medicine* 169, no.6 (2018): 367~375.

10   미국의 의과 대학에서 이루어지는 통증 교육은 9시간에서 11시간 사이로 추정되며, 그중 오피오이드에 할애되는 분량은 채 1시간이 되지 않는다. Greenfieldboyce,

Nell, "How to teach future doctors about pain in the midst of the opioid crisis," NPR, September 11, 2019. Retrieved from https://www.npr.org/sections/health-shots/2019/09/11/756090847/how-to-teach-future-doctors-about-pain-in-the-midst-of-the-opioid-crisis. Shipton, Elspeth E., Frank Bate, Raymond Garrick, Carole Steketee, Edward A. Shipton, Eric J. Visser, "Systematic review of pain medicine content, teaching, and assessment in medical school curricula internationally," *Pain and Therapy* 7, no.2 (2018): 139~161. 전망이 밝은 경우도 있다. 존스홉킨스 대학과 토론토 대학을 포함한 소수의 의과 대학에서 통증 관리 및 통증 의학에 관한 내용을 며칠에 걸쳐 다루는 교육 과정을 커리큘럼에 포함시켰다. 이런 교육 과정이 의학 교육의 표준으로 자리 잡을 필요가 있다.

◆ 감수자의 말

2022년 초, 아내가 여러 가지 건강 문제로 어려움을 겪고 있을 때였다. 나는 아내의 통증을 덜어줄 방편을 찾다가 우연히 이 책을 발견했다. 브레인스포팅과 몸 감각 알아차리기 치료 등 신체 기반 치료somatic therapy에 대해 잘 알고 있던 나는 이 책에서 소개하는 통증 재처리 기법을 아내에게 바로 적용했다.

엄밀히 말해 아내의 통증은 저자가 말하는 '신경가소성 통증'은 아니었다. 아내는 면역 체계 질환으로 인한 통증을 겪고 있었기 때문이다. 그럼에도 불구하고 통증 재처리 요법의 '신체 감각 추적' 기법은 아내의 통증을 꽤나 완화시켜 주었다.

사실 실제로 더 큰 도움을 받은 사람은 나였다. 당시 나는 트라우마 및 심리적 요인으로 고통받는 내담자들을 주로 돕고 있었기에, '신체적 통증'까지 심리 교육이나 몸 감각 알아차리기 기법으로 치료할 수 있으리라고는 상상하지 못했다. 주변에서도 그런 사례를 들어본 적이 없었다. 그 무렵 나는 왼쪽 무릎 통증으로 인해 빠르게 걷지도 못했고, 좋아하던 테니스도 완전히 접은 상태이기도 했다.(지금은 아들과 테니스를 즐겨 친다.) 정형외과 의사를 찾아가 진료를 받고 물리 치료도 몇 달간 받았지만 별다른 호전이 없었다. 다른 방법을 몰랐기에 '밑져야 본전'이라는 마음으로 신체 감각 추적 기법을 스스로에게 적용해 보았다.

걷는 동안 불편한 감각을 세밀하게 살펴보자 신기하게도 통증이 사라지는 경험을 여러 번 했다. 놀라운 일이었다. 그 당시 나는 '의료 영매' 앤서니 윌리엄Anthony William의 치료법—샨티출판사에서 출간한 《셀러리 주스: 신이 알려준 허브 주스》와 《치유를 위한 해독》에서 소개한 방법—을 병행하고 있었기에 회복이 훨씬 더 빨랐다. 정확히 얼마나 걸렸는지는 기억이 나지 않지만 몇 개월 뒤에는 통증이 완전히 사라졌다.

그 이후로 나는 통증 치료에 깊은 관심을 갖게 되었고, 관련 연구와 치료법을 꾸준히 공부해 왔다.

2025년 여름, 8년 만에 한국을 방문했을 때, 나는 오래전부터 인연을 맺어온 샨티출판사에 인사차 들렀다. 그런데 그 자리에서, 이처럼 나에게 특별한 의미가 있는 책의 한국어판을 샨티에서 출간하려고 준비 중이라는 소식을 듣게 되었다. 그 순간 기쁨과 절묘함이 동시에 느껴졌다. 사실 나는 진작부터 이 책을 샨티에 소개하고 싶었기 때문이다.

현재 나는 알랜 고든의 '통증 재처리 요법'과 하워드 슈비너 박사의 '통증으로부터의 해방' 트레이닝 과정을 모두 이수하고, 통증 및 트라우마 전문 치료사로 일하고 있다. 그런 내가 감수자로서 이 책의 출간에 참여할 수 있게 된 것도 그날의 만남 덕분이다. 이 책이 한국의 독자들에게 전해지는 데 조금이라도 기여할 수 있다는 사실이 그저 감사하고, 그 과정에서 경험한 동시성도 놀라울 뿐이다.

감수를 하면서, 이처럼 소중하고 꼭 필요한 책이 국내에 소개된다는 사실이 정말 기뻤다. 벌여놓은 일이 많아, 새벽 1시가 넘도록 번역 원고를 붙들고 읽는 날도 많았지만, 그만큼 보람되고 뜻 깊은 시간이었다.

부디 이 책을 통해 많은 사람들이 통증의 굴레에서 벗어나게 되기를 바란다. 당신의 손에 들린 이 작은 책이, 그 어떤 시술이나 수술도 해내지 못한 일을 할 수 있다는 사실을 믿어주시길 바란다. 그리고 주변에 만성 통증으로 고생하는 분들이 있다면 이 기쁜 소식을 꼭 나누어주시길 부탁드린다.

미국 로드아일랜드 뉴포트에서
이재길

옮긴이의 말

주변을 둘러보면 참 많은 사람들이 요통이나 편두통, 신경성 위경련 등 다양한 통증으로 힘들어합니다. 그런데 이런 만성화된 통증이 실제 외상은 없거나 이미 치료가 끝났는데도 본인에게는 고질적인 통증으로 느껴지는 '신경가소성 통증'인 경우가 대부분임을 이 책을 번역하면서 처음 알게 되었는데, 그 사실이 저로서는 매우 흥미로웠습니다.

특히 최신의 뇌 과학은 저 같은 문과형 인간에게도 호기심을 자아내기에 충분한데, 그간 난공불락으로 여겨온 만성 통증의 탈출구 역시 그 '뇌'에서 찾아냈다는 사실이 더없이 경이로웠습니다. 아픔을 느끼는 곳은 몸이지만 그것을 해석하는 곳은 뇌이기 때문에 뇌에게 새로운 해석과 안전감을 심어주어 새 회로를 만들어줌으로써 통증으로부터 벗어날 수 있도록 한다는 사실이 신선했어요.

설명 또한 쉽고 설득력이 있어 옮기는 내내 고개를 끄덕이게 되었습니다.

"통증에 대해 알아야 할 모든 것을 배워보기로 결심"한 저자 알랜 고든은 자신이 만성 통증으로 일상을 잃어보았기 때문에 그 고통을 누구보다 잘 알고 있었고, 그래서 누구보다 열심히 탈출구를 찾습니다. 그는 통증의 신경과학을 공부하면서, 통증이 신체만이 아니라 뇌하고도 밀접한 관련이 있음을 알게 됩니다. 뇌는 몸 곳곳에서 오는 신호들을 받아 처리하는 기관이기 때문인데요, 통증이라는 위험 신호가 왔을 때 이 신호를 계속 켜둘지 아니면 그만 끌지를 결정짓는 것이 우리의 반응 방식이고, 이때 두려움으로 반응하면 그것이 위험하다는 메시지를 강화하게 되어 통증이 멈추지 않고 계속 이어지게 된다고 합니다. 결국 뇌의 시스템이 오작동을 일으켜 뇌의 통증 스위치가 꺼지지 않으면 그것이 만성 통증으로 이어지게 된다는 것이죠. 하지만 뇌가 어떤 이유에선가 그런 오작동을 일으켰다면 그것을 해결할 열쇠도 뇌 안에 있다는 말일 텐데요, 그와 그의 팀이 찾아낸 열쇠가 바로 '통증 재처리 요법'입니다.

이 '통증 재처리 요법'을 개발한 초기, 알랜 고든은 세계적인 신경과학자 토르 웨거와 함께 정말로 이 기법이 만성 통증 환자들에게 효과가 있는지 알아보는 공동 실험을 하게 됩니다. 1년 동안 수천 건의 뇌 스캔 데이터를 분석해 가면서, '통증 재처리 요법'으로 요통 환자의 98퍼센트에게서 통증이 개선되고 66퍼센트는 '완치'되는 결과를 얻게 됩니다. 이 결과를 보고 알랜 자신도 놀라지요. 이외에도 다양한 부위에, 다양한 양상으로 통증을 얻게 된 환자들이 더 이상 통증 없는 삶을 누리게 된 사례가 책 속에 가득합니다. 신체적 통증만이 아니라 불안이나 공황장애 같은 반복되는 심리적 고통으로부터 벗어난 사례들도 등장하고요. 누구보다 저자 자신이 오랜 기간의 극심한 만성 통증을 딛고 지금에 이르렀다는 사실만큼 강력한 확증은 없겠지요.

　이런 치유 사례들을 우리말로 옮기는 동안 주변에 만성 통증으로 고생하는 지인들 얼굴이 떠올랐습니다. 심한 두통에 시달리느라, 또 고질적인 허리 통증이나 목과 등의 반복되는 통증으로 일상의 평온이 곧잘 깨지곤 했던 그들에게 얼른 이 책을 선물하고 싶다는 생각이 들었습니다. 통증을 어쩔 수 없는 숙명처럼 안고 살아가는 분들에게 이 책이 실질적인 도움이 될 수 있다면 이 책을 옮긴 사람으로서 그보다 더 기쁜 일은 없을 것입니다.

　이 책이 지닌 미덕은 이런 실질적인 치유책을 깊이 있게 전달하는 것은 물론이고, 젊은 시절 코미디언의 꿈을 품었던 저자답게 설명 방식이 매우 쉽고 유쾌하다는 점입니다. 통증 치유에 중요한 요소 중 하나가 긍정적인 감정과 안전하다는 느낌을 갖고 통증에 주의를 기울이는 것임을 생각할 때, 이렇게 주요한 정보를 얼마든지 익살스럽게도 전달할 수 있다는 것을 보여주는 것도 우리 뇌의 경계심을 늦추어 가볍고 느긋한 무드를 유지하는 데 일조하니 큰 장점이 아닐 수 없습니다. 번역하면서도 그가 전하고 싶었던 유쾌함이 잘 전달되길 바라며, 각별히 더 마음을 모았습니다.

끝으로 이 책의 번역을 맡겨준 샨티출판사에 감사를 전합니다. 두 개의 언어 사이에서 조용한 씨름을 벌였던 두 달여간, 고되고 지치는 순간들도 있었지만 결국 깊은 만족감으로 마무리할 수 있었습니다. 작업을 마칠 때까지 곁에서 격려와 이해와 응원으로 힘을 준 가족과 친구들에게도 고맙다는 말씀을 남깁니다.

더 완벽한 삶을 꿈꾸느라 크고 작은 모든 선택 앞에서 긴장하고 망설이는 독자들, 특히 그래서 더 통증에 노출되기 쉬운 만성 통증 환자들에게 알랜은 말합니다. "어느 쪽을 선택하든 다 괜찮을 거야!" 그런 가벼운 마음으로 이 책을 읽어보시길 바랍니다. 마음뿐 아니라 몸도 가벼워질 수 있는 방법을 만나게 되실 겁니다.

2025년 초겨울
옮긴이 김선아